汉竹编著·亲亲乐读系列

准爸爸大课堂
一起怀孕吧

王琪 主编

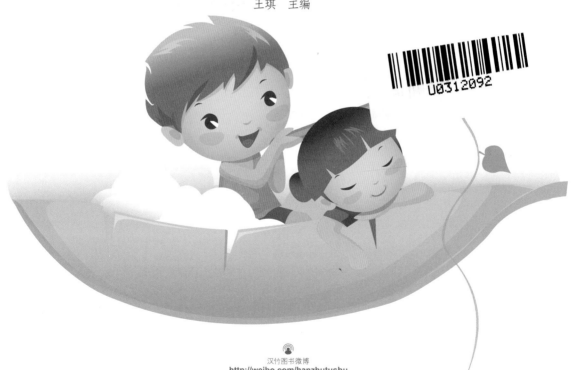

汉竹图书微博
http://weibo.com/hanzhutushu

读者热线
400-010-8811

江苏凤凰科学技术出版社
全国百佳图书出版单位

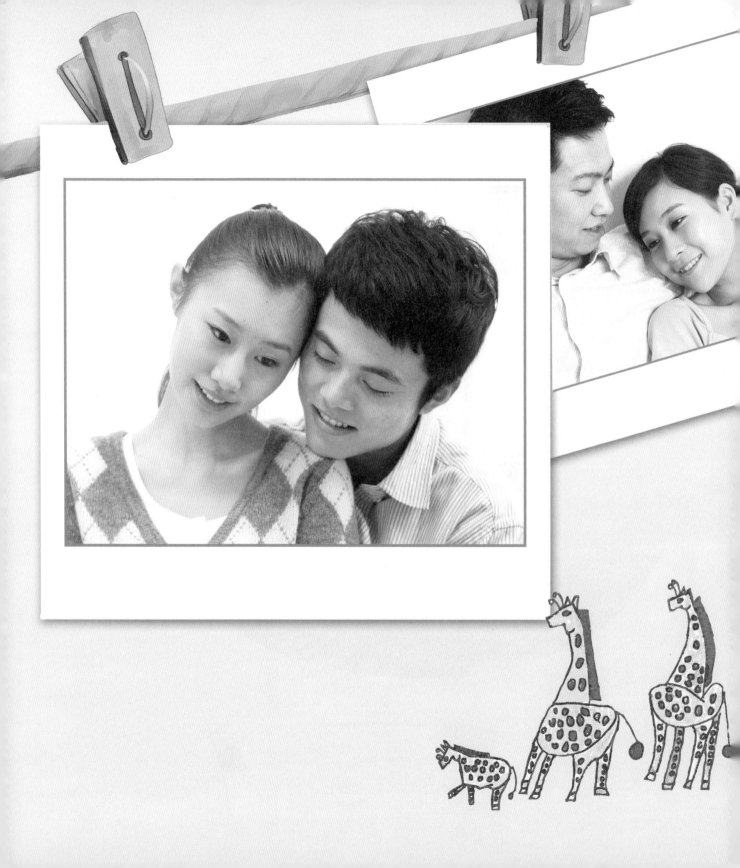

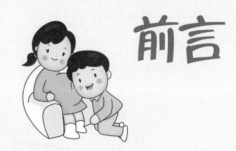

前言

怎样选择胎教音乐、胎教故事？

英语胎教怎样进行？

哪些电影可以用来做胎教？

······

种种困惑难住了孕妈妈和准爸爸，在尝到快要当父母的喜悦后，心中还有那么一点小小的担心——如何给腹中的胎宝宝最好的胎教？

其实，除了孕妈妈，准爸爸在胎教过程中也起着相当重要的作用。

殊不知，胎宝宝喜欢准爸爸用低沉而有爱的声音讲故事、读散文、朗诵诗歌；喜欢听准爸爸唱儿歌、讲笑话、讲百科知识；还喜欢跟随准爸爸看名画、看电影、听英语、欣赏古典音乐。不过胎宝宝最喜欢的，还是准爸爸对孕妈妈的关心和体贴。

如果能跟准爸爸和孕妈妈一起度过温暖而幸福的时光，有说有笑，让胎宝宝体会到爸爸妈妈之间的爱，这就是对胎宝宝最好的胎教了！

从怀孕的第一天起，孕妈妈就扛起了这份甜蜜的"腹"担，如果准爸爸能帮孕妈妈分担一点，孕妈妈一定会安心和满足吧，胎宝宝也一定会健康快乐地成长！

爱在宝宝出生前——准爸爸变身记

爸爸对宝宝的爱其实和妈妈一样，都是在宝宝出生前就开始的，只是准爸爸不善于表达。虽然爱说起来简单，但是准爸爸表达爱的方式却有很多，如果你还不清楚，那就学起来吧。

相信这些别出心裁的小方法一定会帮到你，你做的每一份努力都对孕妈妈和胎宝宝有着重要的意义。

纠正不良的生活习惯

很多准爸爸在孕妈妈怀孕后，就不那么严格约束自己了，开始偷偷吸烟、喝酒，认为这对孕妈妈和胎宝宝没有什么影响。事实上，孕妈妈对烟味、酒味特别敏感。另外，准爸爸还要检讨一下自己有没有别的不良习惯，例如不刮胡子、不注意卫生等，这些都可能对孕妈妈的健康和心情产生不利的影响。

陪孕妈妈做产检

很多准爸爸都以工作忙为借口不陪孕妈妈做产检，其实一起参与产检时，准爸爸可以听到胎宝宝的心跳，看到胎宝宝的影像，还可以了解孕妈妈整个孕期的身体情况。这样既稳定了自己不知道如何胜任父亲这个角色而产生的不安情绪，又强化了准爸爸的责任感，让夫妻有了共同经历孕期的经验。而且，有准爸爸一起参与孕期检查，不但分担了孕妈妈心理上的压力，而且有了精神的依靠，孕期压力就得到了有效的缓解。

动起来，让孕妈妈和胎宝宝更健康

孕妈妈参加"孕"动会，准爸爸应该做陪练。虽然长辈们总是会充满善意地叮嘱你，不要让孕妈妈乱动，否则会动了"胎气"！事实上，在怀孕期间维持一定的运动量是必需的。尤其是进入孕中期后，子宫的情况相对稳定，准爸爸可以每天陪孕妈妈运动30分钟，不但能够增强体力，还能提高孕妈妈的免疫力，胎宝宝也会更健康。

晒晒你的爱心大餐

做爸爸是男人一生中最重要的转折，也是成长的催化剂，但是这其中的滋味，不单单是甜蜜，还有爱、苦涩、烦恼与幸福的回忆。

孕妈妈腹中正在孕育着你们爱情的结晶，这时你还在让孕妈妈进厨房吗？ NO! 请准爸爸们走进厨房，开发自己的厨艺技能，听听孕妈妈的需求，为她献上符合心意的爱心大餐吧！

孕妈妈在孕期口味会变得特别，一会儿突然说想吃葡萄，一会儿大半夜的想吃猕猴桃，而且像小孩子一样说要就要，这时请准爸爸原谅孕妈妈的"任性"，尽量满足她的心愿吧！把你对孕妈妈和胎宝宝的爱用一道道营养丰富的美食来表达吧。

完美胎教天天做

很多家庭的情况是，孕妈妈在胎教中参与的多一些，准爸爸参与的少一些。其实胎宝宝更渴望与准爸爸"交流"，希望能听到准爸爸的声音。所以，如果准爸爸能每天花几分钟时间跟胎宝宝说说话，让他（她）感受到准爸爸的关心与爱，他会成长得更健康、更快乐。

生活中，大部分准爸爸没做过胎教，不知道从何做起，对胎教无从下手。其实每天只要几分钟，给胎宝宝读一读充满智慧的小故事，跟胎宝宝一起聆听舒缓的世界名曲，或为胎宝宝朗读一首优美动听的诗歌……只需每天把你富有爱意的声音传递给胎宝宝，就能给胎宝宝带来最好的胎教。

从心理上进入爸爸的角色

在胎宝宝出生前，准爸爸就要逐渐进入爸爸的角色，要与胎宝宝多多交流，可以每天对着腹中的胎宝宝说说话，唱唱歌，这样可以增进与孕妈妈的感情交流，促进胎宝宝发育。同时也要多多关心孕妈妈，学习孕期及分娩的知识，与孕妈妈共同去听孕期课程，体验孕育生命的艰辛、幸福和责任。

做孕妈妈、胎宝宝的开心果

准爸爸是孕妈妈接触最多而又最亲密的人，准爸爸的一举一动，乃至情绪、表情，都能直接影响到孕妈妈。

准爸爸可与孕妈妈开适度的玩笑，幽默风趣的话语会使孕妈妈的感情更加丰富；或者陪孕妈妈观看她喜欢的影视剧；让孕妈妈与亲友们多多聚会等，尝试一切方法让她快乐起来。

相信自己，你完全可以做一个好爸爸

经济上，你可能会有些担心，现有的收入是否能够给自己的宝宝最好的生活；更多的是担心有时还不大成熟的自己能否承担做爸爸的责任；甚至，你可能还担心，有了宝宝后会被家庭琐事牵绊，影响事业发展。

宝宝其实并不需要最好的物质生活，一个幸福稳定的家庭，一对温和慈爱的爸妈，才是宝宝成长最关键的因素。教育宝宝的确是一件非常有挑战性的事情，教育宝宝的过程也是爸妈成长的过程。用心、细致和爱，会让你们成为越来越好的爸妈。有了宝宝，事业发展有了更强的动力；想起宝宝还会让你忘却职场的疲惫。相信自己，你完全可以做一个好爸爸。

"性"福可以有，但要有分寸

　　有些孕妈妈和准爸爸惧怕孕期性生活，害怕阴茎触及胎宝宝的头部，进而影响胎宝宝智力。但是事实却正好相反。孕期性生活更有利于胎宝宝的发育，充满愉悦的荷尔蒙与爱液会促进胎宝宝脑神经的发育。

　　但怀孕前3个月以及最后3个月不要同房，可以选择在孕中期同房。

给孕妈妈细致入微的照顾

　　孕妈妈怀孕后，大部分家务你都应当承担下来，在做家务的过程中，应按孕妈妈的喜好、生活习惯来做，这样会让她觉得非常舒心。因为每个人的生活习惯一旦养成，是难以改变的，孕妈妈也一样，虽然处在孕期，但孕妈妈也想按自己的习惯来料理家务。此时准爸爸可以按照孕妈妈的指示来做。比如，以前孕妈妈吃过饭后就会把碗筷收拾干净，准爸爸就不要拖拉，因为饭后你久久不收拾碗筷，会让她觉得你不愿意干这些家务，她也许会生气，也许会自己去刷。为了让孕妈妈开心，准爸爸还是行动起来吧。

和孕妈妈一起做临产准备

　　准爸爸不要以为分娩只是孕妈妈一个人的事儿。在分娩前要做的准备工作也不少，不要全交给孕妈妈一个人做，和她一起规划、准备这人生中最重要的时刻是每个好丈夫、好爸爸都应该做的。

　　临产准备不仅有物质上的准备，还要有心理上的准备，准爸爸最好都做好充分的准备。

目录

孕 1 月

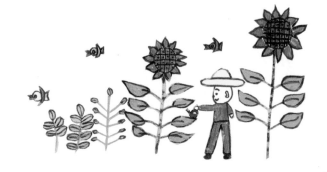

孕2月

孕 **3** 月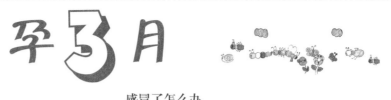

孕4月

孕 5 月

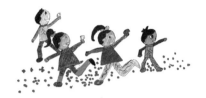

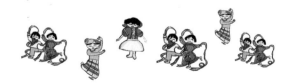

孕6月

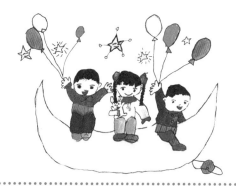

孕 7 月

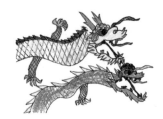

孕 **8** 月

孕9月

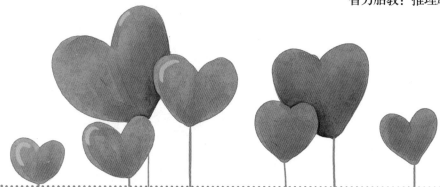

孕10月

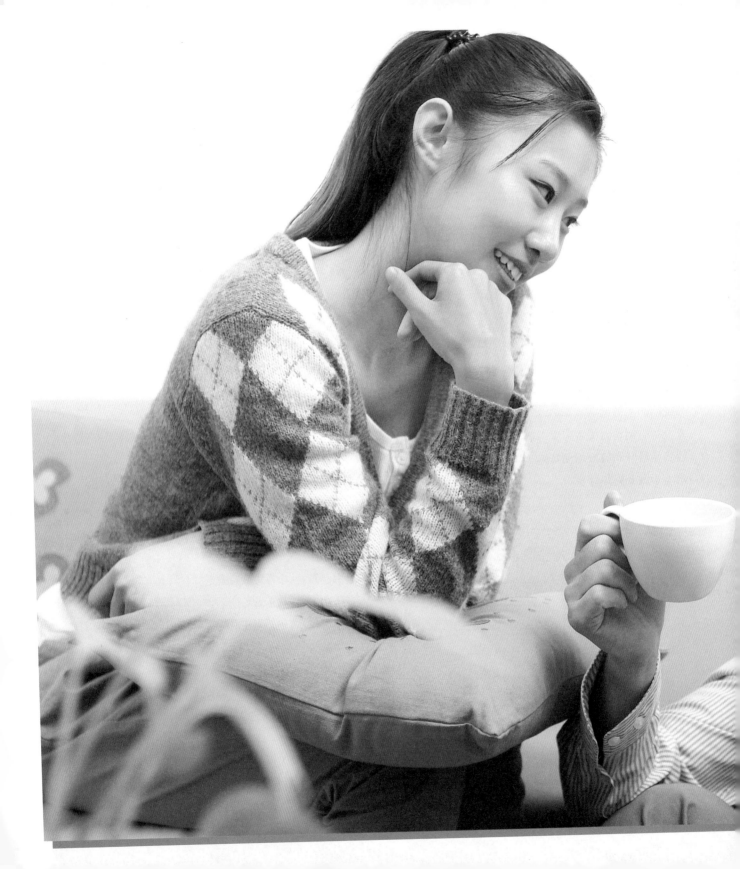

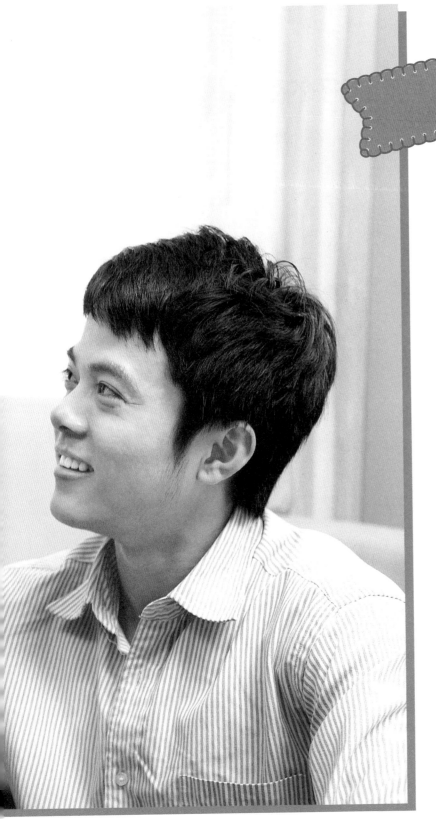

孕 **1** 月

"精王子"和"卵公主"相爱啦，孕妈妈的肚子里马上就会有一个可爱的胎宝宝"入住"了！也许现在的孕妈妈还没有什么感觉，依旧蹦蹦跳跳，行动自如，好像和以前并没有什么不同。但是胎宝宝确实像一粒小小的种子，已经找到了属于自己的土壤，正在等待着雨露的滋养，慢慢生根发芽。作为妈妈，要用心呵护这个小生命，直到他顺利降生。当然，作为爸爸的你，也丝毫不能怠慢。

准爸爸本月需留意的数据

准爸爸可能会觉得即使知道了该如何照顾孕妈妈，也因为没有具体的量化标准而难以执行，为了让准爸爸一看即懂，注意事项特别以数据的方式呈现。

200~400 毫升

每 100 毫升牛奶中含有约 90 毫克钙，每天喝 200~400 毫升牛奶，就能保证钙的足量摄入。

150 克

受孕前后，如果孕妈妈一直处于饥饿状态，可能会导致胚胎发育异常，所以要保证每天摄取 150 克以上的主食，以补充能量和碳水化合物。

3 个月

怀孕后的前 3 个月，正是胎宝宝神经管发育的关键时期，孕妈妈补充足够的叶酸可以明显降低胎宝宝神经管畸形的概率。

30 分钟

晚饭后散步 30 分钟，既能呼吸新鲜空气，还能调节情绪，促进新陈代谢，使孕妈妈长胎不长肉，保持好身材。

10：00-11：00

有了小宝宝后，就不能再熬夜了，应尽快养成良好的作息习惯，每天晚上 10 点入睡，最晚不要超过 11 点。

用心感受
宝贝和妻子的变化

你的宝贝：像一条透明的小鱼

成熟的卵子从卵泡中排出，有一个最棒的精子也奋力拼出，与卵子结合，形成受精卵并开始着床。第 3 周，小胚胎如同一条透明的小鱼，仅仅是孕妈妈子宫内膜中埋着的一粒绿豆大小的囊泡。准爸爸可不要小看他，不久以后他就会变成一个漂亮宝宝。

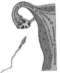

第 1 周　　第 2 周　　第 3 周　　第 4 周

宝宝有话跟老爸说 爸爸，妈妈最近是不是动不动就对你发脾气，甚至蛮不讲理，爱哭鼻子？还总说自己很累，特别嗜睡？你不要以为是妈妈的"公主病"又犯了，其实是我马上就要来了。所以妈妈发脾气的时候，你要多哄哄她哦！

1 周，现在，从严格意义上说，胎宝宝连个影儿都没有呢，仍是分别以卵子和精子的形式寄存在妈妈和爸爸的身体内。末次月经结束后，备孕女性体内新的卵子开始发育成熟。

精子、卵子

2 周，成熟的卵子从卵泡中排出，像一粒细小的灰尘一样，有一个最棒的精子从大约上亿个精子中奋力拼出，与卵子结合，形成受精卵，新生命宣告诞生。此时的受精卵还未着床，属于不稳定阶段。

 1 个小黑点

你的妻子：有些嗜睡和敏感

　　孕妈妈自己可能感觉不到变化，因为还不到下一次月经，所以很少有人知道自己已经怀孕。但到了月末，有些孕妈妈会出现疲倦、低热等类似感冒的症状，或出现怕冷、嗜睡等症状，情绪波动也会比较大，烦躁易怒。一定不要忽视，这可能是小宝宝到来的前兆。

▶ 乳房：一般会感觉乳房充盈、沉重、敏感、刺痛，乳晕颜色变深。

▶ 子宫：大小没有变化，但是胎宝宝确实在孕妈妈的子宫内"安营扎寨"并悄悄发育了。

▶ 腹部：和孕前几乎没有什么不同，感觉像是什么都没有发生。

火龙果种子

4周，尽管胚泡已经完成植入，人绒毛膜形成，但这时的胚胎还没有人的模样，仅仅是孕妈妈子宫内膜中埋着的一粒小小的囊泡。此时的胎宝宝只有火龙果的种子那么大。

3周，受精卵经过不断的细胞分裂，变成一个球形细胞团（这时的受精卵就叫胚泡），游进子宫腔，等待子宫内膜准备好后，与子宫内膜接触并埋于子宫内膜里，这一过程称为"着床"，此时受精卵就像一粒小米。

小米

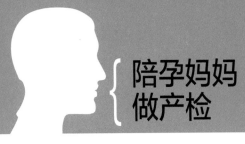

陪孕妈妈做产检

当孕妈妈的身体出现了一些神奇的变化，如乳房变得特别敏感，基础体温居高不下，总是睡不醒，"好朋友"没有如约而来等。这就是身体在提示，生命的种子已经开始生长，记得去医院做个产检。身为准爸爸，也不要偷懒，陪孕妈妈一起做好产检吧！

本月产检项目

▶ 血液检查：确认是否怀孕，卵子受精后 7 日即可在血清中检测出人绒毛膜促性腺激素（HCG）。

▶ 了解家族病史：过去用药的历史及产科就诊的一般记录、个人家族疾病史。

▶ 血压检查：孕妈妈血压过低和血压过高都不利于怀孕，需及早检查，及时干预。

▶ 体重检查：测算体重指数（BMI）：BMI ＝体重（千克）／身高 × 身高（米）^{2}。

▶ 验尿：主要检查血糖、尿蛋白、有无泌尿系统感染等。

▶ 子宫颈抹片检查：从子宫颈部取少量的细胞样品，放在玻璃片上，然后在显微镜下观察是否异常。

▶ 阴道疾病检查：是否患有阴道炎或其他疾病。

注：以上产检项目可作为孕妈妈产检参考，具体产检项目以医院及医生提供的建议为准。

产检前你需要做的准备

第 1 次做产检，孕妈妈难免激动又紧张，此时更需要准爸爸了解产检前的注意事项，提醒孕妈妈提前做好准备。

1 最好空腹

检查前一天晚上要休息好，保证良好的睡眠；当日应穿宽松易脱的衣服，以利于妇科检查。检查时间在上午 9 点以前最佳，而且最好空腹，这样符合相关血液检查的要求。可以将自己的疑问提前列出来，检查时及时询问医生。

2 尿检最好用晨尿

送验的尿液最好收集清晨第 1 次的，因为这时的尿液比较浓，含的激素量多，检验结果也比较准确。所以，去医院检查前，不要排尿。为了提高试验的阳性率，在前一夜还应尽量减少饮水量。收集晨尿约 10 毫升后，迅速送去化验，不要耽搁过久，否则会影响化验结果的准确性。

3 准爸爸要陪同

确定怀孕的妇科检查可能是很多孕妈妈的第 1 次产前检查，医生会做阴道分泌物检查，很多人会有恐惧或是难为情的心理。准爸爸最好陪妻子一起去医院检查，可以让妻子从心理上得到更多支持和鼓励。检查时，孕妈妈只要放松心情、努力配合医生就好了。

听专家说产检报告单

孕1月，胎宝宝已经悄悄住进了孕妈妈的子宫里，如果孕妈妈出现一些早孕症状，可及早去医院检查，确认是否怀孕。准爸爸快来看看妻子的产检报告单，一旦确认怀孕了，你就会荣升为准爸爸啦。

看懂尿检报告单

尿液检查，也就是平常的验孕检查，尿中HCG水平达到10国际单位/升，就可能检测出来。晨尿的HCG水平最高，可接近血清的水平，因此尿HCG检测以晨尿最佳，阳性率最高。尿检化验单上一般用阴性（－）和阳性（＋）来表示。一般在同房后7~10天进行检测，如果已经怀孕，检测试纸会出现阳性（＋）反应，检查报告单上会显示（＋）的符号，提示已经怀孕。不过，有些女性由于尿中HCG水平较低，检验结果可能呈现弱阳性反应。宫外孕、不完全流产、葡萄胎等也可出现阳性反应。尿液检查的结果可作为参考，必要时需要进行血液检查来确认是否怀孕。

看懂血检报告单

血液检查是目前最早，也是最准确的测试是否怀孕的检查方式。血液检查一般是在性生活后8~10天抽血检查HCG和黄体酮水平，来明确是否怀孕。血检报告单上一般包括HCG和黄体酮的数值，并提供参考范围。根据检查结果和参考数值可以判断是否怀孕及怀孕周数。

HCG——胎盘滋养层细胞分泌的一种糖蛋白

HCG是由胎盘的滋养层细胞分泌的一种糖蛋白，它是由α和β二聚体的糖蛋白组成。

HCG分子水平还与胎宝宝性别有关，女胎宝宝比男胎宝宝人绒毛膜促性腺激素水平明显高。完整的人绒毛膜促性腺激素全部是由胎盘绒毛膜的合体滋养层产生。

科别 DEPT:	妇产科	床号 BED NO:		住院/门诊号 I.P./O.P. NO:	000065180	标本 SPECI:	
检验项目	英文	测定结果	单位	参考范围			
孕酮	PROG	28.53	ng/ml	卵泡期 0.20-1.50 排卵期 0.80-3.00 黄体期 1.70-27.00 绝经期 0.10-0.80 孕期			
人绒毛膜促性腺激素	HCG	87900	mIU/ml	0.00-6.00			

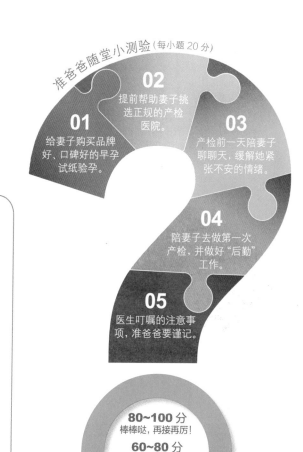

准爸爸随堂小测验（每小题20分）

01 给妻子购买品牌好、口碑好的早孕试纸验孕。

02 提前帮助妻子挑选正规的产检医院。

03 产检前一天陪妻子聊聊天，缓解她紧张不安的情绪。

04 陪妻子去做第一次产检，并做好"后勤"工作。

05 医生叮嘱的注意事项，准爸爸要谨记。

80~100分 棒棒哒，再接再厉！

60~80分 及格啦，继续努力！

<60分 要做好榜样呦！

准爸爸私人订制小厨房

考验准爸爸的时候到了！你的妻子喜欢吃什么？怎么吃营养才均衡？每个月重点补充哪些营养素……身为一个好丈夫、好爸爸，这些你都应该清清楚楚，如果这些你都不知道，那就多了解孕妈妈的饮食喜好，并跟随本书赶紧学习吧！

胎宝宝所需重点营养素

叶酸　防畸主力军

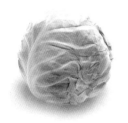

供给量：此时孕妈妈所需要的叶酸含量每日为 0.4~0.6 毫克，最高不能超过 0.8 毫克。孕妈妈要适当摄入一些富含叶酸的食物，如每天吃 3~5 颗板栗或每天 1 份油菜烧香菇等。

食物来源：叶酸普遍存在于绿叶蔬菜中，如油菜、圆白菜等；水果中柑橘和香蕉也含有较多叶酸；动物肝脏、牛肉中含有的叶酸也较多；还可在医生的指导下服用叶酸增补剂。

维生素 B_6　让孕妈妈放松

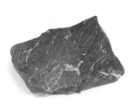

供给量：维生素 B_6 对胎宝宝的大脑和神经系统发育至关重要。研究表明，维生素 B_6 还能减缓孕早期出现的恶心、呕吐现象，有助于孕妈妈放松。怀孕期间，每天需要大约 1900 微克维生素 B_6。一碗麦片大约就能提供这么多维生素 B_6。

食物来源：瘦肉类、禽类、鱼类、谷类、豆类和坚果类中维生素 B_6 的含量都很高。

卵磷脂　让宝宝更聪明

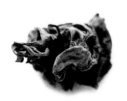

供给量：充足的卵磷脂可提高信息传递的速度与准确性，是胎宝宝非常重要的益智营养素。这一点对处于形成和发育阶段的胎宝宝大脑来说，更具有特殊的价值。孕期每天补充卵磷脂以 500 毫克为宜。

食物来源：卵磷脂在蛋黄、黄豆、芝麻、蘑菇、山药、木耳、动物肝脏、红花子油、玉米油等食物中都有一定的含量，但营养及含量较完整的还是黄豆和蛋黄。

每天 1 把花生，帮助孕妈妈补充每日所需蛋白质。

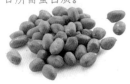

蛋白质　生命的物质基础

供给量：蛋白质是胎宝宝的生命基础，是一切生命细胞的首要物质。怀孕后，胎宝宝、胎盘、羊水、血容量增加及母体子宫、乳房等组织的生长发育都需要从食物中摄取大量蛋白质。孕早期每天需要摄入 70 克，孕中期为 80 克，孕晚期增至 95 克。

食物来源：牛肉、鱼肉、鸡肉、蛋类、豆类、奶类、坚果类等。

本月饮食宜忌

孕妈妈宜继续补充叶酸

孕前要补叶酸，孕后还要继续补充。叶酸是胎宝宝神经发育的关键营养素，而孕1~3月正是胎宝宝中枢神经系统生长发育的关键期，脑细胞增殖迅速，最易受到致畸因素的影响，如果孕妈妈在此关键期补充叶酸，可使胎宝宝减少患神经管畸形的概率，同时使胎宝宝发生唇裂或腭裂的概率减少。因此，怀孕后孕妈妈仍要继续补充叶酸直到孕3月。日常生活中要注意食用富含叶酸的食物，如菠菜、芦笋等深绿色蔬菜，豆类、动物肝脏等食物中也含有叶酸，孕妈妈可适量食用。

宜保质保量吃早餐

早餐的重要性不必多说了，孕妈妈不吃早餐，挨饿的可是两个人，这对胎宝宝的生长发育极其不利，所以孕妈妈一定要吃早餐，而且还要吃好。为了刺激食欲，可以每天早晨喝1杯温开水，血液稀释后，会增加血液的流动性，使肠胃功能活跃起来，同时活跃其他器官功能。孕妈妈如果不好好吃早餐，准爸爸这时可不要因为宠她就什么都依她，一定要保证让孕妈妈每天都吃上可口的早餐。

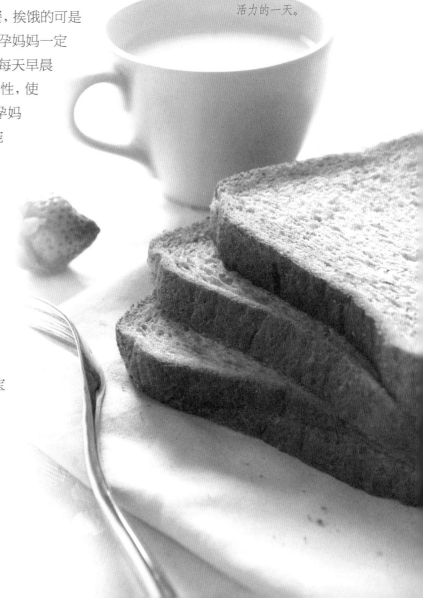

早餐1杯牛奶，3片全麦面包即可开启活力的一天。

不宜早餐吃油条

喜欢吃油条的孕妈妈从现在开始就要改掉早餐吃油条的习惯，整个孕期最好都不要吃，准爸爸要监督孕妈妈。因为经高温加工的油炸淀粉类食物中丙烯酰胺含量较高，易导致遗传物质损伤和基因突变，对胎宝宝有致畸影响；同时，炸油条中的明矾含有铝，铝可通过胎盘侵入胎宝宝大脑，影响胎宝宝智力发育。

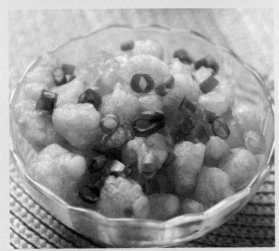

番茄酱鸡翅

原料：鸡翅 4 只，番茄酱 20 克，高汤、盐、料酒各适量。

做法：①鸡翅洗净，用盐和料酒稍腌制。②锅中放油，将鸡翅煎 5 分钟，煎至焦黄色，起锅去油。③将鸡翅放入锅中，加入番茄酱和高汤，熬煮 15~20 分钟即可。

营养功效：番茄酱鸡翅可提供优质蛋白质、维生素 C，而且番茄酱的酸味，有助于开胃，愉悦心情。

椒盐玉米

原料：玉米粒 100 克，鸡蛋清、椒盐、淀粉、葱花各适量。

做法：①玉米粒中加鸡蛋清搅匀，再加淀粉搅拌。②锅里放油，烧至七八成热，把搅拌好的玉米粒倒进去，过半分钟之后再翻炒，炒至玉米粒呈金黄色。③盛出玉米粒，把椒盐撒在玉米粒上，搅拌均匀，再撒入葱花即可。

营养功效：玉米中的维生素 B_1、维生素 E 可促进胎宝宝发育，具有安胎、保胎的作用。

芦笋口蘑汤

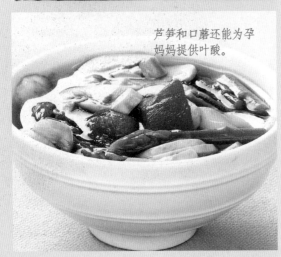

芦笋和口蘑还能为孕妈妈提供叶酸。

原料：芦笋 4 根，口蘑 10 朵，红椒 1 个，葱花、白胡椒、盐、香油各适量。

做法：①将芦笋洗净，切成段；口蘑洗净，切片；红椒洗净，切菱形片。②油锅烧热，下葱花煸香，放芦笋段、口蘑片略炒，加适量清水煮 5 分钟，再放入白胡椒、盐调味。③最后放红椒片略煮，淋上香油即可。

营养功效：芦笋、口蘑含丰富的维生素和卵磷脂，有助于刚刚怀孕的孕妈妈增强体质。

燕麦南瓜粥

原料: 燕麦 30 克,大米 50 克,南瓜 40 克。

做法: ①南瓜洗净削皮,切块;大米洗净,清水浸泡半小时。②大米放入锅中,加适量水,大火煮沸后换小火煮 20 分钟;然后放入南瓜块,小火煮 10 分钟;再加入燕麦,继续用小火煮 10 分钟。

营养功效: 燕麦的锌含量在所有谷物中最高,还富含维生素 B_6,能帮助孕妈妈放松心情。

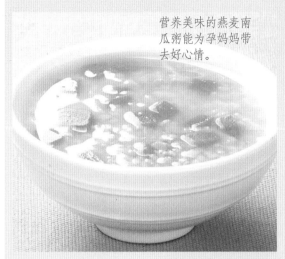

营养美味的燕麦南瓜粥能为孕妈妈带去好心情。

鱿鱼炒茼蒿

原料: 鱿鱼 2 条,茼蒿 100 克,葱花、姜丝、盐、香油、料酒各适量。

做法: ①鱿鱼去头,洗净切丝,汆水捞出;茼蒿择洗干净切段。②锅中放油加热,下入葱花、姜丝爆炒,再放入茼蒿段煸炒至软,加入鱿鱼丝、盐、料酒,稍加翻炒,淋上香油,出锅装盘即可。

营养功效: 此菜既含蛋白质又富含叶酸,能为受精卵的着床以及胚胎的快速发育提供充足的营养。

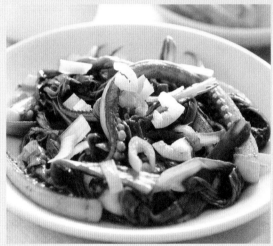

板栗烧仔鸡

原料: 板栗 100 克,仔鸡 1 只,高汤、酱油、盐、料酒、白糖各适量。

做法: ①板栗煮熟,去壳。②仔鸡洗净,切块,放酱油、白糖、盐、料酒腌制 10 分钟。③将板栗肉、仔鸡块放入锅中,加入高汤,调入酱油、料酒、白糖,焖烧至板栗、鸡肉熟烂即可。

营养功效: 板栗中含丰富的叶酸,非常符合孕妈妈孕早期的需要。

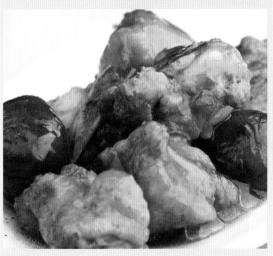

搞不清排卵日，买个测排卵神器吧

在计划怀孕时，掌握自己的准确排卵期是很重要的。有些夫妻备孕很久，却一直没有好消息，其实这可能与性生活的时间不对有很大关系。在排卵日前后同房，怀孕概率更大。搞不清排卵日也不要烦恼，下面几个方法都可以让孕妈妈准确找到排卵日，轻松怀上宝宝。可不要忘记测排卵神器——排卵试纸哦！

算式推算排卵

卵子排出的时间一般在下次月经来潮前的 14 天左右。对于月经周期规律的女性：以月经周期 28 天为例来算，这次月经来潮的第 1 天在 9 月 29 日，那么下次月经来潮是在 10 月 27 日，再从 10 月 27 日减去 14 天，则 10 月 13 日就是排卵日。排卵日及其前 5 天和后 4 天，也就是 10 月 8~17 日这 10 天为排卵期。准爸爸你学会了吗？

对于月经不规律的女性，排卵期计算公式为：

▶ 排卵期第一天 = 最短一次月经周期天数 –18 天
▶ 排卵期最后一天 = 最长一次月经周期天数 –11 天

测量基础体温

基础体温，指经过 6~8 小时睡眠后，人体在没有受到运动、饮食或情绪变化影响时所测出的体温。

在一个正常的月经周期内，女性基础体温会有周期性变化。月经开始后一两周内是基础体温的低温期，中途过渡到高温期后，再返回低温期时，即开始下次月经。从低温期过渡到高温期的分界点那天，基础体温会降到最低，以这一天为中心，其前两日和后三日称为排卵期，即易孕阶段。

最好固定在每天早晨睡醒后测量体温，并将测量出的基础体温记录下来。感冒、腹泻、发热、晚睡晚起等情况应特别注明。

怎么测基础体温最准确

为了提高基础体温测量的准确率，要从以下几个方面加以注意，身为丈夫更要多多了解，有时间的话，就和妻子一起完成体温图表的制作吧。

① 购买基础体温计

先到药房购买专用的女性基础体温计，这种体温计刻度精准，能测出精确的体温。

② 清晨量体温

早晨睡醒后，第一件事就是测量体温，并将测量出的基础体温记录下来。

③ 固定时间测量

每天要在固定的时间测量，若每天测量时间间隔较长，则可能使数据失去意义。

④ 制成图表更清晰

将记录的体温制成一目了然的图表，才能发挥它的最大作用。如果有生病情况应注明。

用排卵试纸速测排卵

排卵是卵巢释放卵子的过程。正常女性体内保持有微量的促黄体生成素（LH），在月经中期 LH 的分泌量快速增加，形成一个高峰，并在此后 48 小时内刺激卵巢内成熟卵子的释放。这段时间女性最容易受孕。现在很流行用排卵试纸测排卵期，效果很不错。

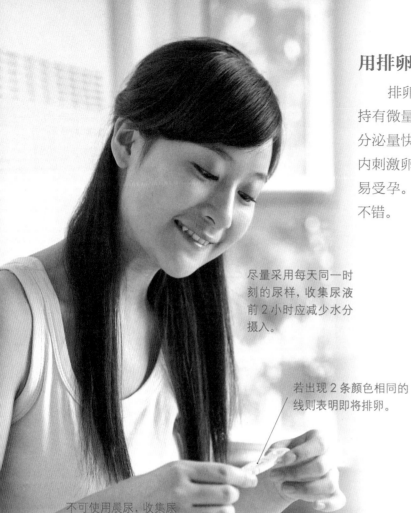

尽量采用每天同一时刻的尿样，收集尿液前 2 小时应减少水分摄入。

若出现 2 条颜色相同的线则表明即将排卵。

不可使用晨尿，收集尿液的最佳时间是上午 10 点至晚上 8 点。

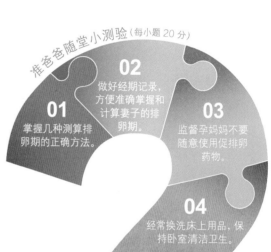

准爸爸随堂小测验（每小题 20 分）

01 掌握几种测算排卵期的正确方法。

02 做好经期记录，方便准确掌握和计算妻子的排卵期。

03 监督孕妈妈不要随意使用促排卵药物。

04 经常换洗床上用品，保持卧室清洁卫生。

05 以轻松的心情面对妻子怀孕，不要给妻子压力。

80~100 分 棒棒哒，再接再厉！
60~80 分 及格啦，继续努力！
<60 分 要做好榜样呦！

试纸测试

取出试纸，手持测试条，将有箭头标志线的一端插入尿液中，约 3 秒后取出平放，10~20 分钟后观察结果，结果以 30 分钟内阅读为准。注意测试纸插入尿液深度不可超过 MAX 标志线。

测试结果解读

测出有 2 条线，下面一条是检测线，上面是对照线，下面一条颜色比上面浅，表示到排卵期，但尚未到排卵高峰，此时需要连续每天测试；下面一条颜色比上面深或者一样深，表示将在 24~48 小时内排卵；测出试纸上端只有 1 条线，表示未到排卵期或排卵高峰已过。

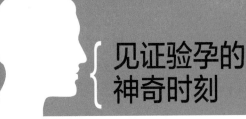

见证验孕的神奇时刻

许多准爸爸都非常关心小宝贝什么时候降临，想第一时间知道这个好消息。自备早孕试纸或者验孕棒在家自测是否怀孕，这的确是个不错的办法，既简单又有效，还能在第一时间见证这神奇的时刻。

同房后多久能确认怀孕

如果是采用尿液检测，同房后 10 天就可以用早孕试纸测试是否怀孕了。也可以在同房 10 天以后到医院进行血 HCG 检查，这是检查怀孕最准确的方法。如果是 B 超检查，一般同房后 20~35 天就可以检查出来是否怀孕。准爸爸和孕妈妈同房后记得测一下，看看"好孕"有没有降临。

验孕棒验孕

如果能正确使用验孕棒，在家验孕也很方便、准确，具体使用方法如下：①将包装铝箔膜袋撕开，取出验孕棒。②如果有的话，戴上盒内所附的一次性塑料薄膜手套，捏住验孕棒手柄一端。③用吸管吸几滴尿液，最好是晨尿，挤到验孕棒的吸尿孔。④观察窗中的 C、T 位置，如果同时出现 2 条紫红色线，表明已怀孕。如果出现一深一浅两条线，对照线 C 的颜色较深，测试线 T 的颜色较浅，表示有怀孕的可能。观察窗中只出现 1 条线，表明未怀孕。

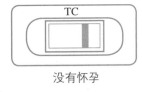

没有怀孕

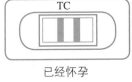

已经怀孕

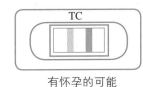

有怀孕的可能

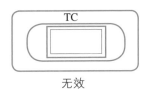

无效

这些现象暗示你要当爸爸啦

怀孕了，孕妈妈的身体会出现各种征兆，出现下面这些信号就证明你要当爸爸了。

❶ 停经

怀孕的第一信号是月经停止来潮。如果你的妻子平时月经规律，一旦月经过期 10~15 天，就有可能是怀孕。

❷ 乳房胀痛

妻子乳房发胀，好像变大了，有点刺痛的感觉，乳头颜色也会变深，出现小结块。

❸ 类似感冒

孕早期的反应和感冒相比有差别，可以区分出来。怀孕后第一症状是停经，而感冒通常都不会影响月经的来潮。

❹ 体温升高

妻子怀孕后身体温度会有所升高，一般基础体温保持在 36.1~36.4℃，排卵期会升高 0.5℃。

正确使用早孕试纸验孕

早孕试纸是一种很便捷的在家验孕的方式，但应注意学会正确使用才能保证准确率。准爸爸学会了以后，如果孕妈妈使用方法不正确，你要及时纠正。

具体方法如下：①打开锡纸密封的包装，用手持住纸朵的上端，不要用手触摸试纸实验区。②取1杯尿液（有的试纸包装内附有专用尿杯），最好是晨尿。③将试纸带有箭头标志的一端浸入尿杯（尿样不允许超过 MAX 线），约3秒钟后取出平放。④在反应区内出现一条红线为"阴性"，出现平行的两条红线为"阳性"。尿 HCG "阳性"多表示已经怀孕。10分钟之后仍为一条红线时才能判定为"阴性"。

预产期推算方法

预产期月份：末次月经月份 –3（或 +9）。如果末次月经是在3月份以后，那么就在这个月份 –3（相当于第2年的月份）；如果最后一次月经是在3月份之前，那么就在这个月份上 +9（相当于当年的月份）。

预产期日期：末次月经日期 +7，如果得数大于30，那么将它 –30 后，得到的数就是预产期日期日期，预产期月份要相应 +1。

准爸爸，你家宝宝预产期是哪天呢？

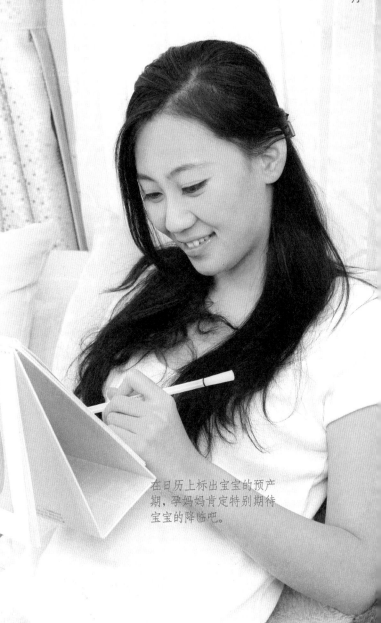

在日历上标出宝宝的预产期，孕妈妈肯定特别期待宝宝的降临吧。

准爸爸胎教大课堂

胎宝宝特别喜欢准爸爸的声音，不管是早晨起床时一句简单的问候，还是闲暇时光里一个温馨的小故事，都能令胎宝宝活力满满。准爸爸不要吝啬自己的声音，把身边的美好都讲给胎宝宝听吧。

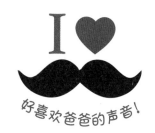

好喜欢爸爸的声音！

准爸爸做胎教，事半功倍

胎宝宝体内带着准爸爸的基因，在他能感受到爱抚、听见声音时，会对这个未曾谋面的男人有一种本能的信任感，因此有准爸爸参与的胎教，胎宝宝会更加愉悦，也可以帮助胎宝宝获得完整的身心发展与健全的人格。

给胎宝宝做胎教时，准爸爸不要怕自己说不好，宝宝会笑话你。其实宝宝可崇拜你了，你说的每一句话胎宝宝都会用心听，你的陪伴会让胎宝宝变得更有自信、更聪明。

胎宝宝最爱听准爸爸低频的声音

准爸爸不要以为胎宝宝只喜欢妈妈的声音，其实在孕妈妈腹中的这个小家伙，更喜欢听准爸爸的声音。因为准爸爸的声音大都属于宽厚、富有磁性的中低音，频率低，更容易被胎宝宝听到。而孕妈妈的声音大多属于较细的声音，频率高，而高频的声音传到子宫时，衰减得更多。

曾有科学家做过实验，给几名8个月大的胎宝宝听低音频乐曲，听的时候胎宝宝的胎动明显加强。后来，这几名胎宝宝出生后只要一听到类似的低音频乐曲，便停止哭闹，露出笑容。而听到高音频乐曲却没有明显停止哭闹的反应。

现实中也有类似的事情发生。一位准爸爸，从孕妈妈怀孕7个月起，就经常抚摸着孕妈妈腹部，对着腹中胎宝宝说话，比如："小宝宝，你好吗？我是你爸爸，我爱你！"每当他对胎宝宝说话时，孕妈妈就会明显地感觉到胎宝宝在蠕动。胎宝宝蠕动，表示他感觉到很舒服并喜欢这种方式。

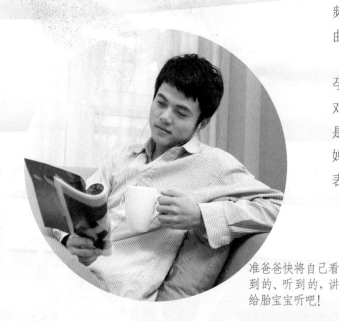

准爸爸快将自己看到的、听到的，讲给胎宝宝听吧！

让爱和温暖围绕在母子身边

相信每个准爸爸都是爱孕妈妈和胎宝宝的，只是很多准爸爸不善言辞，空有满腹的爱意不知如何表达。如果是这样，那么就来试试做胎教吧！

准爸爸做胎教不仅能让孕妈妈感受到重视和疼爱，还能唤起胎宝宝的热情，帮助胎宝宝智力发育，使胎宝宝也能感受到愉快的情绪，日后成为一个快乐的宝宝。做胎教，可以让准爸爸把对母子的爱化作实际行动，缓解孕妈妈身心的不适，让胎宝宝日后更聪明、活泼。

让孕妈妈开心是准爸爸的责任

为孕妈妈创造轻松愉悦的氛围与平和自如的心境，让孕妈妈忘记烦恼和忧虑，以一种享受的心情面对 10 个月的孕育时光，是准爸爸的责任，也是准爸爸胎教最重要的部分。

良好的心态，融洽的感情，是孕妈妈生出聪明、健康宝宝的重要因素，在夫妻感情融洽、家庭气氛和谐、心态良好的情况下，受精卵就会"安然舒适"地在子宫内发育成长，生下的宝宝就更健康、聪明。

准爸爸可以通过放音乐、讲故事、讲笑话等方式缓解孕妈妈焦躁的情绪，让孕妈妈和胎宝宝开心度过每一天。

建立宝宝与爸爸的信任感

有许多新爸爸面临这样一种情况，宝宝出生后由妈妈抱着的时候总是乐滋滋、美美的，哭闹的时候只要妈妈一哄一抱就会变乖。可是只要爸爸一靠近他、跟他说话，原本乐呵呵的小家伙就会又哭又闹，想要抱一抱就更难，根本不会乖乖地待在爸爸怀里，总是挣扎着抗拒爸爸。

这是为什么呢？很大一部分原因就是宝宝在未出生前，对爸爸根本不熟悉。他在妈妈腹中的时候，很少或者根本没有听过爸爸的声音，出生后也就对这个声音不熟悉，不知道他是谁，有一种很陌生的感觉。当爸爸靠近他的时候，他会本能地有不安全感，就会哭闹个不停。

所以，准爸爸要抓住胎宝宝在孕妈妈腹中的这个好机会，尽早跟胎宝宝建立熟悉的关系，让胎宝宝熟悉准爸爸的声音语调，对准爸爸建立起信任感。

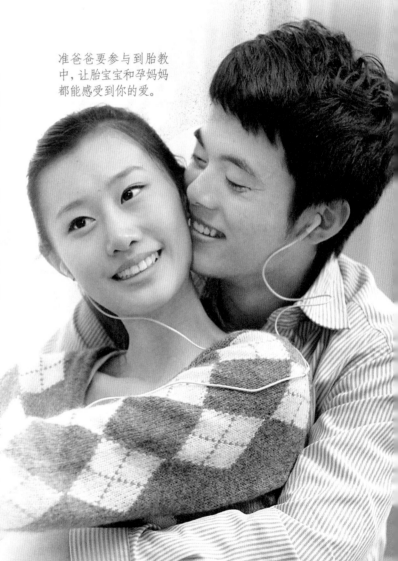

准爸爸要参与到胎教中，让胎宝宝和孕妈妈都能感受到你的爱。

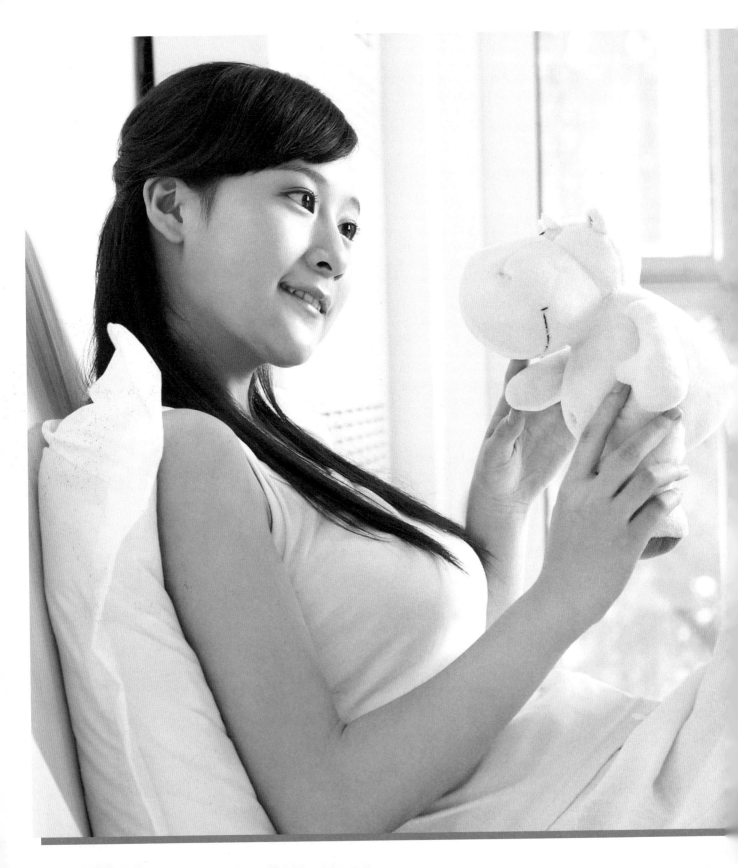

得知怀孕的喜讯后，孕妈妈脸上的笑容多了起来，烦恼也多了起来，因为妊娠反应开始了，孕妈妈可能会很不舒服，也没有胃口，做什么事情都懒懒的。胎宝宝也还不够强壮，需要准爸爸和孕妈妈的细心呵护。因此，准爸爸在戒烟、戒酒充当大厨的同时，也要从细节上关怀孕妈妈，从心理上理解孕妈妈。让孕妈妈和胎宝宝都健康快乐。

男人天生对数字比较敏感,这个时候,准爸爸就要利用自己先天的优势,来提醒和监督孕妈妈一些事宜哦!

60%

一般孕吐的概率为 60%,起止时间为孕 6~12 周,准爸爸和孕妈妈不要担心,积极做好应对措施。

0.4~0.6 毫克

这是孕妈妈每天补充叶酸的量,准爸爸要做好监督。

1500 毫升(8杯水)

在孕吐期间,为了避免出现脱水,影响内分泌,即便再不想吃东西,也要保证每天的饮水量。

35~38℃

整个孕期,孕妈妈洗澡的水温都要控制在这个区间内。

90%

孕期尿频概率竟然高达 90%,准爸爸这回知道了吧,孕妈妈频繁去洗手间可是怀孕的缘故哦!

6~8 周

胎心在孕 6~8 周就可观察到。如果有需要,准爸爸别忘了陪妻子去做 B 超。

用心感受
宝贝和妻子的变化

你的宝贝:逐渐开始有模有样

准爸爸,别看孕妈妈的肚子还没有什么变化,但是在里面,你的宝贝可是铆足劲儿发育着。这个时候你的胎宝宝依然被称为"胚胎"。他一植入子宫,就开始分泌化学物质,通知妈妈:"我来啦! 请让子宫和乳房为我做好准备。"

第5周　　第6周　　第7周　　第8周

宝宝有话跟老爸说爸爸,您还沉浸在我来了这个喜讯中吧,别傻乐了。此时妈妈应该有妊娠反应了,爸爸要多体谅和关心她哦,现在的我很弱小,爸爸也要时刻保护好我,等我再强壮些,就有自己的抵抗力啦!

5 周,本周胎宝宝正式进入胚胎期,身长有 0.4~0.8 厘米,像一粒小芝麻。眼睛、鼻子、耳朵、嘴巴的位置已经有了小窝窝,并且出现了大脑和脊髓的最初线条,线条内有"小沟"形成。随着胚胎的发育,羊膜腔会相应扩大。

小芝麻

6 周,此时的胎宝宝大约有 1 厘米,重约 3 克,像一粒西瓜子,面部基本器官成形,能清晰地看到鼻子、眼睛的雏形,胎宝宝的心脏已经有了自主的心跳,可达到每分钟 140~150 次,是孕妈妈心跳的 2 倍。

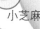

西瓜子

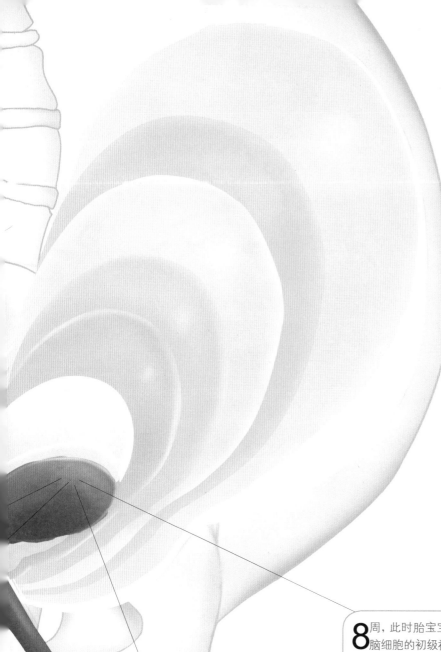

你的妻子：出现害喜反应

你的妻子最大的变化是月经停止了，阴道分泌物增多，乳房增大明显，乳头变得更加敏感。从外观来看，腹部依然没有什么变化，但是多数孕妈妈已经害喜了，准爸爸这个月要很忙哦！

▶乳房：好像一下子大了不少，有点胀痛，乳晕颜色也加深了，并有小结节突出。

▶子宫：大小几乎没有变化，子宫壁为受精卵着床而变得柔软并且稍微增厚。

▶腹部：虽然胎宝宝在孕妈妈肚子里发生着巨大的变化，但是从外表上看不出来。

花豆

8周，此时胎宝宝的头部已经明显挺起，脑细胞的初级神经已经形成，小脑叶也渐有雏形。现在的胎宝宝已经开始四处游动了，腿和胳膊的骨头已经开始硬化并且变长，腕关节、膝关节、脚趾也开始形成了。

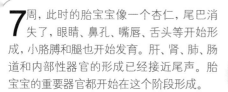

7周，此时的胎宝宝像一个杏仁，尾巴消失了，眼睛、鼻孔、嘴唇、舌头等开始形成，小胳膊和腿也开始发育。肝、肾、肺、肠道和内部性器官的形成已经接近尾声。胎宝宝的重要器官都开始在这个阶段形成。

杏仁

陪孕妈妈做产检

孕 2 月，孕妈妈还不用做正式的产检，但在孕 7 周左右，孕妈妈可以进行 B 超检查，确认怀孕状态。这时孕妈妈可能妊娠反应比较强烈，身体会很不舒服，尤其是闻到医院消毒水的味道，准爸爸最好陪孕妈妈一起去产检。

本月产检项目

▶ 血压检查：时刻监测孕妈妈的血压值。

▶ B 超检查：通过 B 超可计算出胎囊大小，根据胎宝宝头至臀部的长度值即可推算出怀孕周数及预产期，此外还能监测有无胎心搏动及卵黄囊等，及时发现胚胎发育的异常情况。

▶ 血色素及血细胞比容的检查（血常规）：检查是否有贫血现象。

▶ 妇科产检：通过医生触摸观察子宫是否增大，是否变得柔软，宫颈是否着色发蓝，阴道黏膜是否充血并着色加深。

▶ 体重检查：随时监测体重增长情况。

▶ 尿常规：有助于肾脏疾患早期的诊断。

注：以上产检项目可作为孕妈妈产检参考，具体产检项目以医院及医生提供的建议为准。

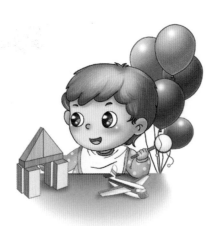

产检前你需要做的准备

去医院检查前，提前了解一下产检注意事项，会令孕妈妈省去不少麻烦，准爸爸也能轻松一点，所以准爸爸提前看看你需要了解什么吧。

1 本月 B 超要憋尿

孕 2 月之前做 B 超，需要孕妈妈憋尿，以便更好地看清子宫内的情况，过了孕 2 月，就不需要憋尿了。在孕 3 月后做 B 超检查时，还要提前排空尿液。不过，当检查肝、肾、脾等脏器时，仍需要事先憋尿。

2 建卡要趁早

目前大多数医院都要求孕妈妈提前确定在哪里分娩，方便在医院建卡，进行系统的产前检查。一般只要第一次检查结果符合要求，医院就会允许建卡。关于建卡的一些事项，准爸爸可以打电话或上网咨询医院。

3 留取中段尿，结果最牢靠

女性的尿道口和阴道口比较近，如不注意的话，尿液往往会被白带污染，不能真实地反映尿液的情况，最好留取中段尿。此外，需要验血的检查，有些医院不是每天都能做，需要准爸爸提前咨询好，以免一次检查不完，还要抽时间再去检查。

听专家说产检报告单

孕2月，孕妈妈需要通过B超检查确认是否为宫内正常妊娠，这对早期发现异位妊娠等有重要作用。孕妈妈和准爸爸可能对检查结果不是很了解，一起来听专家给你解说产检报告单吧！

第1次B超报告单

孕7周左右，除了妇科常规检查之外，通过B超可以确认是否怀孕及宫内妊娠是否正常。如果记不清末次月经时间，那么，B超检查也可判断怀孕时间。根据B超检查结果，可计算出胎囊大小、胎宝宝头臀的长度、有无胎心搏动及卵黄囊的情况，从而及时发现胚胎发育的异常情况。通过胎宝宝头臀的长度还可以判断怀孕周数及推测预产期。

B超单上的专业术语

▶ 胎囊（孕囊）：只在孕早期出现，位于子宫的宫底、前壁、后壁、上部或中部，形态圆形或椭圆形、清晰的为正常。不规则形状、模糊、位于子宫下部的为异常。伴有腹痛或阴道流血时，则有流产的征兆。一般，

停经35天左右，通过B超即可看到胎囊。孕6周时，胎囊检出率为100%，胎囊直径约为2厘米，孕10周时约为5厘米。

▶ 胎芽：孕2月做B超检查，可以看到胎芽为正常。如果胎囊大于3.5厘米而没有看到胎芽，为不正常，此时应结合血检来综合考虑。看不到胎芽的原因很多，排卵推后，孕激素不够，胚胎本身质量问题等。没有胎芽，可卧床休息，过2周再检查，若还是没有，可能是胚胎质量问题，不宜盲目保胎。孕妈妈应保持平和的心态。

▶ 胎心：孕2月，通过B超检测到胎心为正常。早期的胚胎时期，通过B超能够看到心管搏动，为正常，最早可在孕6~8周（自末次月经算起）出现。如孕10周还未检测到心管搏动，在排除了末次月经日期错误的情况下，可断定胚胎停止发育，这可能是胚胎自身质量不好，自然淘汰的结果。

▶ 子宫：通过医生触摸或B超检查，可看到子宫是否增大，是否变得柔软。

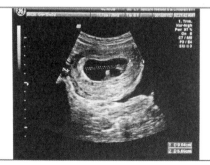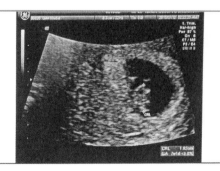

B超所见：

子宫前位，7.0厘米×9.0厘米×5.8厘米大小，宫腔内可见胎囊，3.5厘米×5.7厘米×1.6厘米大小，孕囊内可见胎芽、芽长1.0厘米，可见卵黄囊及心管搏动，胎心率161次/分；胎囊左侧可见条带状暗区，范围约3.2厘米×0.5厘米。子宫肌层回声尚均匀。

双附件区：双附件区未见明显异常回声。

准爸爸私人订制小厨房

怀孕后妻子的胃口跟孕前相比可能会发生很大的变化，以前喜欢吃的菜现在突然一口也不想吃了，以前很少吃的东西现在变成了"心头好"。这可愁坏了准爸爸，现在正是孕妈妈和胎宝宝都需要营养的时候，怎样才能让母子俩吃得开心、吃得健康呢？现在就来一起学几招吧。

胎宝宝所需重点营养素

蛋白质 有利于胎宝宝大脑发育

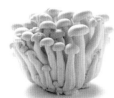

孕妈妈多吃蘑菇有助于增强抵抗力。

供给量： 优质、足量的蛋白质可保证胎宝宝的大脑发育，考虑到孕妈妈本月的饮食要以清淡为主，所以准爸爸应选用容易消化、吸收、利用的蛋白质。每天的供给量以 80 克左右为宜。这个月内，对于蛋白质的摄入，不必刻意追求一定的数量，但要注意保证质量。

食物来源： 可以考虑以植物蛋白质代替一部分动物蛋白质，豆制品和蘑菇等食物可以多吃一些。

锌 促进胎宝宝发育

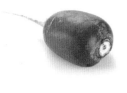

供给量： 锌缺乏，会对胎宝宝神经系统发育造成障碍。尤其是本月，胎宝宝神经系统和大脑飞速发育，补锌就显得尤为重要。孕期锌的摄入量以每日 11.5~16.5 毫克为宜。

食物来源： 食物中的各种豆类、坚果类含锌较多；蔬菜类以大白菜、白萝卜、红萝卜、茄子中含锌量较高。

碳水化合物和脂肪 胎宝宝的"热量站"

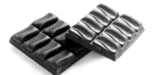

巧克力尽量少吃，每次不超过 2 小块。

供给量： 碳水化合物及脂肪是为人体提供能量的重要物质，可以防止孕妈妈因低血糖而晕倒。这个月孕妈妈如果实在不愿吃脂肪类食物，也不必强求，人体可以动用自己储备的脂肪。只要孕前做好了充分的营养摄入，此时大可不必担心营养不足。

食物来源： 如果妊娠反应比较严重，孕妈妈可以抓住任何可进食的机会，适量吃一些饼干、糖果。平时不敢问津的巧克力、蛋糕，现在都可以适当吃一些。

叶酸 依然不能怠慢

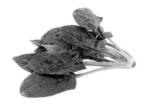

供给量： 本月是胎宝宝神经系统形成和发育的关键期，孕妈妈千万不能忽视叶酸的补充，每日摄入量 0.4~0.6 毫克即可，叶酸的补充不在于每天补充很多，而是在于每天都要适当补充一些，才能有效预防胎宝宝先天性神经管畸形。

食物来源： 蔬菜、水果、动物性食品、豆类、坚果类等。

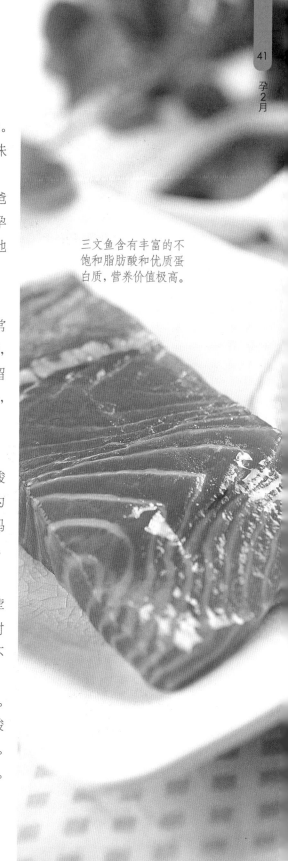

本月饮食宜忌

克服孕吐，能吃就吃

恶心、呕吐等妊娠反应让孕妈妈觉得吃什么都不香，甚至吃了就吐。这种情况下，孕妈妈不用刻意让自己多吃些什么，只要根据自己的口味选择喜欢吃的食物就可以了。

少食多餐，能吃就吃，是这个时期孕妈妈饮食的主要方针。准爸爸不要因为担心孕妈妈吃不下东西会影响到胎宝宝发育，或者因为心疼孕妈妈就强迫她进食，这只会让孕妈妈更难受。准爸爸为孕妈妈准备些她喜欢吃的，让孕妈妈想吃就能吃到就可以了。

孕妈妈爱吃鱼，宝宝更聪明

孕妈妈多吃鱼，有益于胎宝宝机体和大脑的健康成长。淡水鱼里常见的鲈鱼、鲫鱼、草鱼，深海鱼里的三文鱼、鳟鱼、黄花鱼、鳕鱼、鳗鱼等，都是不错的选择。孕妈妈尽量吃不同种类的鱼，不要只吃一种鱼。保留营养最佳的方式就是清蒸，用新鲜的鱼炖汤，也是保留营养的好方法，并且特别易于消化。准爸爸可以尝试着给孕妈妈变着花样做。

正确吃酸味食物

不少孕妈妈在孕早期喜食酸味的食物，但一定要注意选择天然的酸味食物。经过加工的酸味食物，如腌制话梅、话梅糖以及酸黄瓜等，为了保鲜会加入一定量的食品添加剂，多食不利于孕妈妈身体健康。孕妈妈可食天然无害的酸性食物，如番茄、樱桃、杨梅、草莓、酸枣、葡萄等。

不宜全吃素食

孕妈妈这个月的妊娠反应会比较大，会出现厌食的情况，不喜欢荤腥油腻，只能全吃素食，这种做法可以理解，但是孕期长期吃素就会对胎宝宝造成不利影响了。母体摄入营养不足，势必造成胎宝宝的营养不良，甚至会造成脑组织发育不良，出生后智力低下。

素食一般含维生素较多，但是普遍缺乏一种叫牛黄酸的营养成分。人类需要从外界摄取一定量的牛黄酸，以维持正常的生理功能，牛黄酸对视力有重要影响。如果缺乏牛黄酸，会对胎宝宝的视网膜造成影响。准爸爸可以将荤菜做得清淡点，或者将荤菜做成素菜的味道给孕妈妈吃。

三文鱼含有丰富的不饱和脂肪酸和优质蛋白质，营养价值极高。

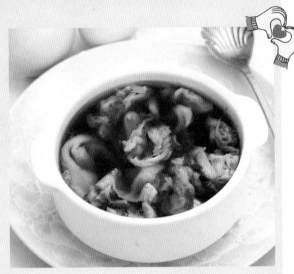

蛋醋止呕汤

原料: 鸡蛋 2 个,白糖、醋各适量。

做法: ①鸡蛋磕入碗内,用筷子搅匀,加入白糖、醋,再搅匀。②锅置火上,加清水适量,用大火煮沸,将碗内的鸡蛋液倒入,煮沸即可。

营养功效: 此汤能缓解孕吐,并能补充孕吐所造成的营养和水分流失。

吃虾后应隔 2 个小时再吃水果。

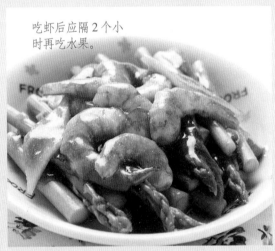

鲜虾芦笋

原料: 虾仁 10 只,芦笋 5 根,清鸡汤 50 毫升,姜、盐、淀粉、蚝油各适量。

做法: ①虾仁洗净,用盐、淀粉拌匀;芦笋切条,焯烫至熟。②油锅烧至六成热,放入虾仁炸熟,捞出;用锅中余油爆香姜片,加入虾仁、清鸡汤、盐、蚝油拌炒匀,浇在芦笋条上即可。

营养功效: 芦笋含丰富的叶酸和膳食纤维,是孕妈妈孕期补充叶酸的佳品。

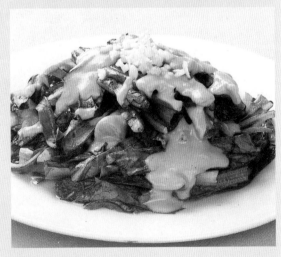

芝麻酱油麦菜

原料: 油麦菜 200 克,盐、蒜、芝麻酱各适量。

做法: ①油麦菜洗净,放入淡盐水中浸泡 3~5 分钟,再冲洗干净,切长段备用。②芝麻酱加入凉开水稀释,用筷子沿一个方向搅拌,继续加入凉开水,搅拌成均匀的芝麻酱汁,加盐调味;蒜切碎末备用。③将调好的芝麻酱淋在油麦菜段上,撒蒜末拌匀即可。

营养功效: 芝麻酱中铁含量极其丰富,能促进此阶段胎宝宝的发育,还能起到润肠的作用。

南瓜牛腩饭

原料：牛肉 150 克，米饭 100 克，南瓜 200 克，胡萝卜、高汤、葱花、盐各适量。

做法：①牛肉、南瓜、胡萝卜分别洗净，切丁。②将牛肉丁放入锅中，用高汤煮至八成熟，加入南瓜丁、胡萝卜丁、盐，煮至全部熟软，浇在米饭上，撒上葱花即可。

营养功效：此菜清淡可口、营养丰富，肉香中混合着南瓜淡淡的甜香，非常适合胃口不佳的孕妈妈。

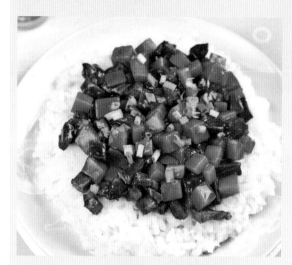

清蒸鲈鱼

原料：鲈鱼 1 条，砂仁 10 克，姜丝、葱丝、香菜段、盐、料酒各适量。

做法：①将鲈鱼去鳞、腮、内脏，洗净，两面划几刀，抹匀盐和料酒后放盘中腌 5 分钟。②将葱丝、姜丝铺在鲈鱼身上，再撒上砂仁，上蒸锅蒸 15 分钟，出锅撒上香菜段即可。

营养功效：鲈鱼肉质白嫩，常食可滋补健身，提高孕妈妈免疫力，是增加营养又不会长胖的美食。

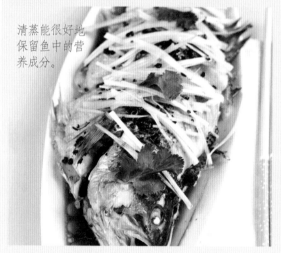

清蒸能很好地保留鱼中的营养成分。

什锦沙拉

原料：黄瓜半根，番茄 1 个，芦笋 2 根，紫甘蓝 2 片，盐、沙拉酱、番茄酱各适量。

做法：①将黄瓜、番茄、芦笋、紫甘蓝分别洗净，并用凉开水加盐浸泡 15 分钟待用。②芦笋在开水中略微焯烫，捞出后浸入凉开水中。③将黄瓜、番茄、芦笋、紫甘蓝切块或切段码盘，加番茄酱和沙拉酱，拌匀即可。

营养功效：什锦沙拉含丰富的叶酸和维生素，让孕妈妈吃得健康又开心。

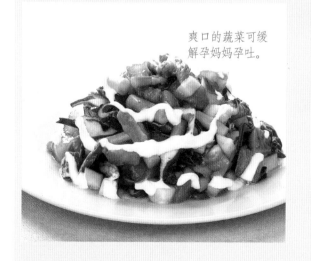

爽口的蔬菜可缓解孕妈妈孕吐。

妻子孕吐，你需要做点啥

孕吐是大部分孕妈妈都有的孕期反应，通常状况下是正常的生理反应。准爸爸在这2个月要多承担家庭的责任，主动下厨为孕妈妈烹饪可口的菜肴，每天为她买一些能减轻孕吐的新鲜水果和蔬菜，让孕妈妈在孕期感到幸福。

准爸爸也会"害喜"，是真的吗

有部分准爸爸也会出现"害喜"，出现厌食、疲倦、牙痛、沮丧、失眠、急躁之类的症状，有如被孕妈妈的妊娠反应所传染。这一方面是和孕妈妈感同身受；另一方面是因为将要面临的家庭压力所致。准爸爸可以通过和孕妈妈一同参加孕期课程、共同阅读孕产类知识来加深对新生活的了解，摆脱心理障碍。

如果周末有时间，可以带孕妈妈去郊外玩一玩，清新的空气，幽静的环境，会让孕妈妈心情大好。

为孕妈妈准备一些健康止呕食物

孕吐严重的孕妈妈，可以随身携带些葵花子、松子、腰果等坚果类小零食，饿了就吃一点，不仅能补充营养，抵消饥饿感，还可以缓解孕吐。

此外，孕妈妈应警惕身体缺水，因为剧烈的呕吐容易引起体内的水、电解质代谢失衡，所以，要注意多补充水分。准爸爸可以为孕妈妈准备清香的柠檬水和蜂蜜水，不仅能够止呕、补水，还能让孕妈妈更美丽。

这样吃酸，止呕又健康

孕妈妈吃酸应讲究科学，尽量吃天然的、有营养的酸味食物，如水果、蔬菜等。人工制作的酸味食物，如话梅、蜜饯等，其中的维生素、蛋白质、矿物质等多种营养几乎丧失，不宜过多食用。

1 吃新鲜酸味蔬果

如果孕妈妈喜欢吃酸的，准爸爸最好为她采购一些既有酸味又营养丰富的新鲜蔬果，如番茄、樱桃、杨梅、石榴、橘子、酸枣、葡萄、苹果等。

2 每天喝1杯酸奶

每天喝1杯酸奶，既能改善胃和肠道的不适，也可促进食欲，加强营养，有利于胎宝宝的生长，可谓是一举多得。

3 冲生姜汁或含生姜片

生姜可以缓解孕吐。孕妈妈孕吐时，不妨冲一些生姜汁饮用，或者口含1片生姜。

4 准备减轻孕吐的食品

新鲜蔬果的清香有益于平缓恶心和呕吐，孕妈妈可以在包内放几种新鲜水果。或者早上起床后服1小勺蜂蜜，都可缓解孕吐症状。

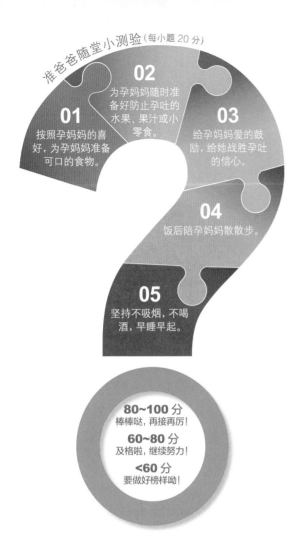

01
按照孕妈妈的喜好，为孕妈妈准备可口的食物。

02
为孕妈妈随时准备好防止孕吐的水果、果汁或小零食。

03
给孕妈妈爱的鼓励，给她战胜孕吐的信心。

04
饭后陪孕妈妈散散步。

05
坚持不吸烟，不喝酒，早睡早起。

80~100分
棒棒哒，再接再厉！

60~80分
及格啦，继续努力！

<60分
要做好榜样哟！

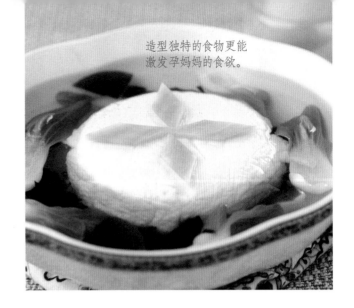

造型独特的食物更能激发孕妈妈的食欲。

不能容忍母体对这些毒素的无动于衷，这些毒素一旦进入胚胎，就会影响胎宝宝的正常生长发育，所以胎宝宝就分泌大量激素，增强孕妈妈孕期嗅觉和呕吐中枢的敏感性，以便最大限度地将毒素拒之门外，确保胎宝宝的生长发育。

孕吐到来的时候，孕妈妈和准爸爸会担心胎宝宝的营养跟不上，其实不用担心，此时胎宝宝的营养需求相对较少，而且会从孕妈妈的血液里直接获得，所以无须担心。

孕吐严重，要带妻子去医院

如果妊娠反应严重，频繁恶心呕吐以致不能正常进食，称为"妊娠剧吐"。这样很容易引起营养缺乏和脱水，准爸爸应及早带孕妈妈去医院治疗，延误治疗不仅损害孕妈妈的健康，也不利于胎宝宝对营养的吸收，从而影响生长发育。

孕吐会影响胎宝宝发育吗

孕吐是生物界保护腹中胎宝宝的一种本能。人们日常进食的各种食物中常含有微量毒素，但对健康并不构成威胁。可孕妈妈不同，腹中弱小的生命

吃点清淡的饭菜吧

若孕妈妈孕吐比较严重，准爸爸可以为孕妈妈准备一些清淡的饭菜。如果孕妈妈胃口实在不佳，可以让孕妈妈早餐喝点清淡的汤粥，既能补充营养又能补水，还能提升胃口。芝麻酱油麦菜、凉拌黄瓜、什锦沙拉……这些菜是不是听起来就很有胃口呢？凉拌菜少油、不腻，更适合妊娠反应严重的孕妈妈。而且通常都有鲜艳清新的色彩，口感脆爽，能很好地提升孕妈妈的胃口。凉拌菜不经过高温烹饪，能更好地保持蔬菜中的营养成分不被破坏，让孕妈妈和胎宝宝更好地吸收。

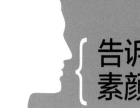

告诉妻子，素颜的她最美丽

怀孕后，不少女性由于体内激素和内分泌的变化，肌肤发黄，没有光泽，脸上甚至长出黄褐斑、雀斑。这让爱美的孕妈妈愁眉不展，总想用点化妆品来遮一遮。此时，准爸爸要使出浑身解数来让妻子相信，孕期的她即便是素颜，也是最美丽的。

你的宝贝可不喜欢口红

口红是由各种油脂、蜡质、颜料和香料等成分组成的。其中油脂通常采用羊毛脂，羊毛脂除了会吸附空气中各种对人体有害的重金属微量元素，还可能吸附大肠杆菌进入体内，而且还有一定的渗透性。孕妈妈涂抹口红以后，空气中的一些有害物质就容易被吸附在嘴唇上，并随着唾液进入体内，使孕妈妈腹中的胎宝宝受害。因此，孕妈妈最好不涂口红。

别让妻子用彩妆

首先孕妈妈不能使用指甲油、洗甲水等彩妆，因为指甲油及洗甲水含有一种名叫酞酸酯的物质，不仅对人的健康十分有害，而且容易引起孕妈妈流产及生出畸形儿，尤其是男宝宝，更容易受影响。另外，不能使用脱毛膏，会对胎宝宝产生有害影响。孕妈妈最好用脱毛蜡纸或者专用剃刀。眼影、睫毛膏、腮红、眼线液等，这些都属于彩妆，最好都不要让孕妈妈使用。

教孕妈妈正确护肤

现在，准爸爸变身成美容师啦，赶紧让妻子用下面的方法来保养皮肤吧，她一定会喜欢。

1 洗脸

洗脸是皮肤护理最基础、最关键的一步。怀孕后，皮肤的自我调节能力会变差，脸上看起来粗糙、暗淡、没有光泽，改变这些状况的小诀窍就是做好皮肤的清洁工作。孕妈妈可以选择市面上专为孕妇设计的清洁用品，早晚各洗一次脸，温和地去除脸上的污垢。

2 润肤、活肤

洁面之后，可使用润肤水或保湿水，一定要选用孕妇专用的。用化妆棉蘸取少量的"水"擦拭面部，也可将润肤水拍打在脸上，这不仅是对肌肤进行二次清洁，也可去掉残留的死皮、脂肪粒、黑头等，同时也是让皮肤快速充盈、充满弹性的手段。

3 深层滋润肌肤

滴几滴孕妇专用的润肤乳或者保湿精华，均匀地拍在脸上，不仅可以使肌肤更滋润，还能帮助改善敏感脆弱的肤质，提亮肤色。

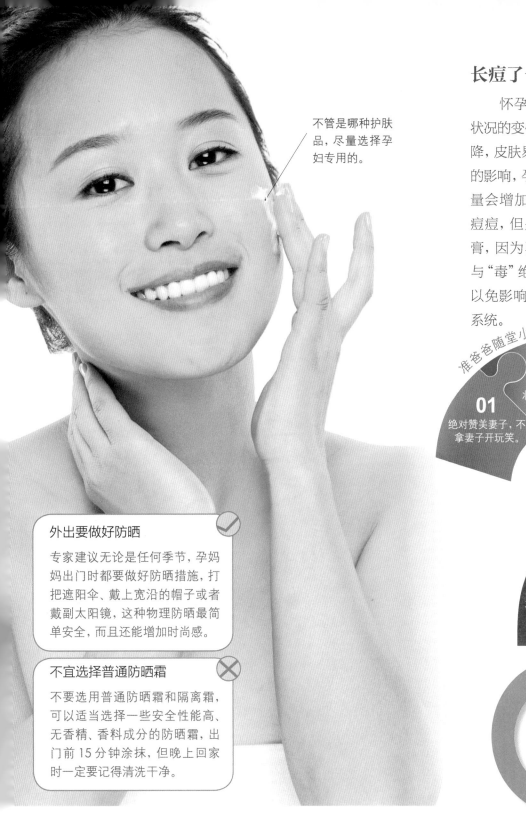

不管是哪种护肤品，尽量选择孕妇专用的。

长痘了也不能用祛痘药膏

怀孕的女性常常会因为身体状况的变化而变得敏感，抵抗力下降，皮肤易出现各种状况。受激素的影响，孕妈妈皮肤的皮脂腺分泌量会增加，有些孕妈妈脸上会长痘痘，但是不可随意涂抹祛痘药膏，因为再好的祛痘霜也不可能与"毒"绝缘，怀孕时应避免使用，以免影响胎宝宝正在成形的神经系统。

准爸爸随堂小测验（每小题 20 分）

02 监督妻子不化妆，不用口红、指甲油。

01 绝对赞美妻子，不拿妻子开玩笑。

03 陪妻子选购孕妇专用护肤品。

04 如有需要，孕妈妈可化淡妆，准爸爸要提醒她及时卸妆。

05 为妻子准备遮阳帽或遮阳伞。

80~100 分 棒棒哒，再接再厉！
60~80 分 及格啦，继续努力！
<60 分 要做好榜样呦！

外出要做好防晒

专家建议无论是任何季节，孕妈妈出门时都要做好防晒措施，打把遮阳伞、戴上宽沿的帽子或者戴副太阳镜，这种物理防晒最简单安全，而且还能增加时尚感。

不宜选择普通防晒霜

不要选用普通防晒霜和隔离霜，可以适当选择一些安全性能高、无香精、香料成分的防晒霜，出门前 15 分钟涂抹，但晚上回家时一定要记得清洗干净。

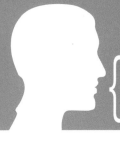

撑起保护伞，将流产概率降到最低

孕 2 月还处于孕早期，胎宝宝在孕妈妈腹中还很不稳定，准爸爸要提醒孕妈妈小心自己的行动和生活细节，避免危险性的动作，以免引起流产。若是不小心出现轻微腹痛、阴道出血等先兆流产症状，要第一时间到医院就诊。

阴道流血、腹痛——流产第一信号

流产最主要的信号就是阴道出血和腹痛（主要是因为子宫收缩而引起腹痛），出血的颜色可为鲜红色、粉红色或深褐色，主要根据流血量和积聚在阴道内的时间不同而有所变化。

如果孕妈妈发现自己阴道有少量流血，下腹有轻微疼痛、下坠感或者感觉腰酸，可能就是流产的前兆，也是胎宝宝传递的"危险信号"，要引起注意，及时就医治疗。

先兆流产，这样保胎

卧床休息，严禁性生活，避免重复的阴道检查，少做下蹲动作，避免颠簸和剧烈的运动，小心便秘和腹泻。焦虑、恐惧、紧张等不良情绪易加重流产症状，准爸爸应给予孕妈妈精神鼓励，让孕妈妈保持心情舒畅。

原则上保胎时间为 2 周，2 周后症状还没有好转的，则表明胚胎可能出现了发育异常，需进行 B 超检查及 HCG 测定，以判断胚胎的情况，并采取相应的处理办法。

哪些孕妈妈易流产

1 大龄孕妈妈

35 岁以后，卵细胞的质量下降，身体素质也大大下降，孕早期应积极预防流产，坚持补充叶酸，保证营养均衡。生病后应及时看医生，不要随意用药。孕早期尽量不要过性生活。

2 有流产史的孕妈妈

有流产史的孕妈妈日常生活中更要多加注意，运动方式要和缓，避免过度劳累。有非妇科性反复流产或习惯性流产史的女性，在产检时要检查是否有遗传因素。

3 过瘦的孕妈妈

研究显示，过于纤瘦的女性怀孕头 3 个月比正常女性流产率高出 72%。这一结论对想生宝宝的骨感女性来说，未免有些让人紧张。所以骨感美女们，尽量在怀孕之前适当增肥吧。

4 多胎妊娠的孕妈妈

多胎妊娠较单胎妊娠更易发生流产、早产，所以建议怀有多胞胎的孕妈妈，平时运动以散步和静养为主，并且要按时进行产检。

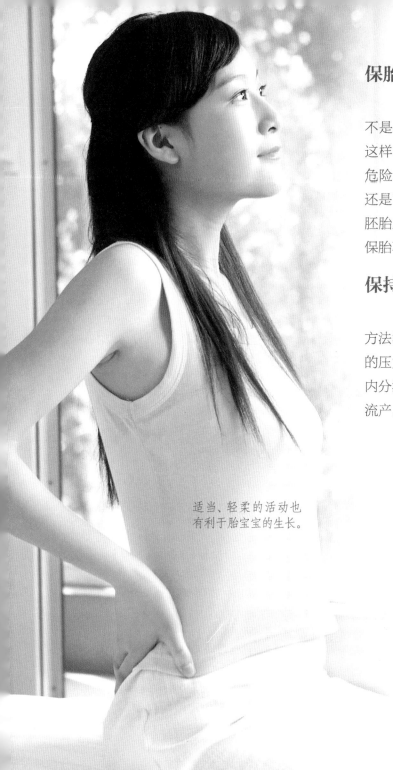

适当、轻柔的活动也
有利于胎宝宝的生长。

保胎也要有个度

当出现阴道出血症状时，孕妈妈应及时就医，而不是躺在床上静养。一味地在家卧床静养，自以为这样能保住胎宝宝是很不科学的做法，甚至会引发危险。这时候最好到医院，由医生确认是正常怀孕还是宫外孕，如果为正常怀孕且孕妈妈身体无异常，胚胎发育正常，医生一般会建议进行保胎。但注意，保胎不等于完全卧床静养，保胎也要有个度。

保持心情舒畅

孕期心情要保持舒畅，避免各种刺激，采用多种方法消除紧张、烦闷、恐惧心理。工作上不要有太大的压力，如果压力过大，会导致身体处于亚健康状态，内分泌紊乱，这会对胎宝宝产生不良影响，甚至导致流产。

最好穿白色或浅色内裤

白色或浅色的内裤可以方便孕妈妈观察阴道分泌物的情况，如果有轻微出血就能第一时间知晓，便于及时发现并采取措施。

避免提重物或向高处抬手

提较重东西时，最好请家人或朋友帮忙。晾衣服时也要小心，尽量避免将手臂向高处、远处伸举。孕期最好不要穿高跟鞋，避免登高等危险动作。

和妻子一起 了解胎宝宝最害怕的事

　　胎宝宝现在还很小，免疫力很差，可能一点点"风吹草动"都会牵连到腹中的胎宝宝，所以准爸爸要和孕妈妈一起来了解胎宝宝最害怕的事，并在孕期避免，尤其是孕早期。自身有不良习惯的准爸爸更要引起注意。

烟和酒

　　研究表明，准爸爸如果有吸烟的嗜好，经常在孕妈妈面前吞云吐雾，烟雾中的有毒物质会通过孕妈妈的呼吸道进入血液，再经胎盘进入胎宝宝体内，影响胎宝宝的正常发育，容易导致流产、低体重儿等。另外，吸烟会降低人体内的体液和细胞的免疫功能，增加女性生殖道感染的概率。

孕妈妈在整个孕期都不要饮酒，特别是孕早期。

　　对于吸烟的准爸爸来说，戒烟有时候可能不那么容易，特别是吸烟史比较长的准爸爸更是对戒烟有畏难心理。这是正常的心理反应，但是的确也有很多准爸爸在妻子怀孕的时候开始戒烟，并且一直保持下去。

　　当准爸爸特别想吸烟的时候，想一想妻子的感受，也许你并没有在妻子的身边吸烟，但是你身上和衣物上也会染上烟味，会令她感到不适，而且她腹中的胎宝宝也很不喜欢烟味。

　　此外，任何微量酒精都可以毫无阻挡地通过胎盘进入胎宝宝体内，对胎宝宝大脑和心脏造成伤害，所以孕妈妈一定要避免饮酒。

噪声

　　如果孕妈妈每天接触 50~80 分贝的噪声 2~4 小时，可能会使胎宝宝大脑受损伤。85 分贝以上（重型卡车的声音是 90 分贝）强噪声，会对胎宝宝产生不良影响。噪声还会使孕妈妈内分泌腺功能紊乱，引起子宫强烈收缩，导致流产或早产。因此，孕妈妈要警惕身边的噪声，避免受噪声影响。

高温

孕妈妈体温的升高将会影响到胎宝宝的发育。有研究表明，孕妈妈体温比正常体温升高 1.5℃时，胎宝宝脑细胞发育就可能停止；孕妈妈体温上升 3℃，将大大增加胎宝宝脑细胞损伤危险。所以孕妈妈在怀孕期间，尤其是孕早期要远离高温环境。

药物

不是所有的药物都会对胎宝宝造成影响，不过，怀孕期间药物的使用，确实需要谨慎注意。所以药物既不能滥用，也不能有病不用，因为疾病同样会影响胎宝宝。一定要在医生的指导下使用已证明对胎宝宝无害的药物。怀孕第 2 个月是胎宝宝各器官发育的重要时期，在此期间应尽量不使用药物。因为有些药物在这一期间会对胎宝宝造成影响，甚至导致胎宝宝畸形和神经系统障碍。

在这个阶段，孕妈妈容易有恶心、呕吐等反应，但也不能自行服用止吐药物。孕妈妈虽然会出现体重减轻的状况，但因为胎宝宝在初期所需要的营养有限，不需要太过担心，此时，孕妈妈也可采取少食多餐的方式减轻孕吐。但如果孕吐过于厉害，就要及时去医院，由医生根据症状来决定是否需要服用止吐药物。

不良情绪

孕期保持良好的情绪，无论是对胎宝宝还是对孕妈妈来说都是非常关键的。孕妈妈的情绪变化直接影响着胎教的质量及胎宝宝的性格和智慧。如果孕妈妈长期处于过度情绪不安、烦躁状态，可能会使胎宝宝生长迟滞，且胎宝宝出生后易有暴躁、易怒、常哭泣等表现。

所以，怀孕期间准爸爸一定不要向孕妈妈发脾气，要让孕妈妈多接受一些新鲜的、令人愉快的事情。如多听听悦耳动听的音乐，看看美丽的图画，观赏优美的景色等。

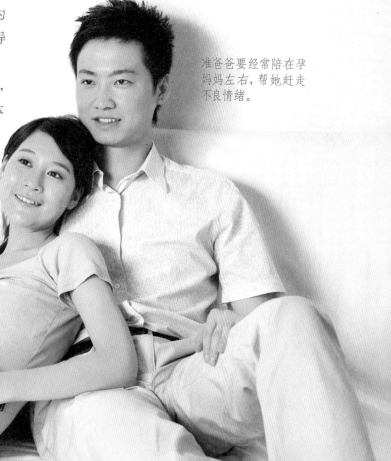

准爸爸要经常陪在孕妈妈左右，帮她赶走不良情绪。

准爸爸胎教大课堂

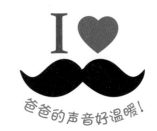

准爸爸胎教不是什么复杂的事，也不需要花很多时间和精力，每天抽出几分钟就够了。给胎宝宝读故事、朗诵诗歌，或者只是静静地陪着孕妈妈和胎宝宝，也是很好的胎教。

故事胎教:《春天里的第一朵花》

胎宝宝就这样无声无息地来了，像春风轻拂过耳边，温暖了每一个角落；像春雨浸湿了大地，浸满了整个心田；更像春天里的第一朵花，绚烂了孕妈妈和准爸爸的整个生命！

天气渐渐转凉了，漂亮的蝴蝶想要懒懒地睡个长觉了。正当蝴蝶打哈欠的时候，被小松鼠毛毛看见了，毛毛不由地叫起来："哇，多美丽的蝴蝶呀！能让我看你跳舞吗？"

蝴蝶不想让毛毛失望。于是，她就跳了起来，舞步轻盈如风，飘飘如云。毛毛不停地喝彩："太棒了！太棒了！"毛毛的叫声惊动了其他小松鼠。大家都来欣赏蝴蝶跳舞，并一个劲儿地喝彩、鼓掌。

蝴蝶虽然已经很疲倦了，可是为了不让小松鼠们失望，她还是跳呀跳呀……终于睡着了。

咦，她怎么啦？小松鼠们慌了，赶紧把蝴蝶送到动物医院。狐狸医生查了查，笑起来："她没事，就是睡着了。""什么？睡着了，那什么时候蝴蝶才能醒来呢？""她太累了，要睡一个冬天才能醒呢！"狐狸医生答道。

"哎呀，都是我们不好，她是为了给我们跳舞才累成这样的。"

小松鼠们把蝴蝶放在毛毛的家里，大家轮流陪着她，每天都在她床前唱歌。

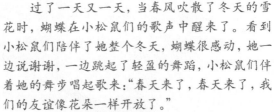

过了一天又一天，当春风吹散了冬天的雪花时，蝴蝶在小松鼠们的歌声中醒来了。看到小松鼠们陪伴了她整个冬天，蝴蝶很感动，她一边说谢谢，一边跳起了轻盈的舞蹈，小松鼠们伴着她的舞步唱起歌来："春天来了，春天来了，我们的友谊像花朵一样开放了。"

春天里第一朵美丽的花绽开在小松鼠毛毛的家里，瞧，这花儿多美呀！

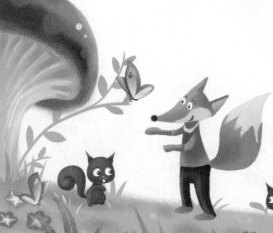

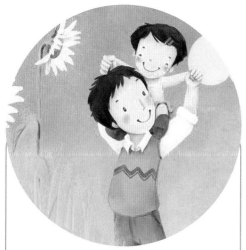

音乐胎教:《我有一个好爸爸》

准爸爸胎教最大的好处就是自由选择歌曲,比如孕妈妈胎教时会唱《世上只有妈妈好》,那准爸爸胎教时自然是要唱《我有一个好爸爸》喽。

音乐胎教:《月光》

印象派音乐鼻祖德彪西的《月光》是一首脍炙人口的钢琴作品,是情境音乐的典范,也是德彪西作品中最受大家喜爱的佳作。《月光》描绘了月光透过浮云,影影绰绰地洒在平静的水面上。

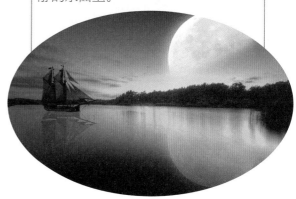

故事胎教:《鸭爸爸的"百宝箱"》

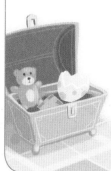

鸭爸爸有一个灰色的木头箱子。小鸭子发现,爸爸总是神神秘秘地把一些东西放进箱子里;天气好的时候,他还把箱子擦得干干净净,搬出去晒晒太阳。

"难道那是爸爸的百宝箱?"小鸭子忍不住走到爸爸面前,问道:"爸爸,那个木头箱子里是不是装了好多宝贝呀?让我看一下好不好?"

鸭爸爸笑了:"呵呵,你说的没错,我的那个箱子里确实装了好多宝贝,不过现在可不能给你看,要等你长大了才行!"

可是,小鸭子什么时候才能长大呀?

时间过得很快,有一天,鸭爸爸忽然把那个木头箱子搬了出来,放到小鸭子的面前说:"你已经长大了,可以看这箱子里的宝贝了!"

鸭爸爸把箱子打开了。原来,箱子里装的都是小鸭子小时候用过的东西:旧玩具、旧帽子、奖状、作业本……还有半个蛋壳,小鸭子就是从这个蛋壳里孵出来的。"爸爸,谢谢您!"小鸭子紧紧地抱住了爸爸。

语言胎教：散文《开始》

所有的美好从宝宝到来的那一刻就开始了，是那么的美妙，那么的不可言喻，再没有什么比这更让人开心了，属于一家人的幸福时光已经开始了。

开始

"我是从哪儿来的？你在哪儿把我捡起来的？"孩子问他的妈妈说。

她把孩子紧紧地搂在胸前，半哭半笑地答道——

"你曾被我当作心愿藏在我的心里，我的宝贝。"

"你曾存在于我孩童时代玩的泥娃娃身上；每天早上我用泥土塑造我的神像，那时我反复地塑造了又捏碎了的就是你。"

"你曾和我们的家庭守护神一同受到祀奉，我崇拜家神时也就崇拜了你。"

"你曾活在我所有的希望和爱情里，活在我的生命里，我作为母亲的生命里。"

"当我做女孩子的时候，我的心的花瓣儿张开，你就像一股花香似地散发出来。"

"你的软软的温柔，在我青春的肢体上开花了，像太阳出来之前的天空里的一道曙光。"

"上天的第一宠儿，晨曦的孪生兄弟，你从世界的生命的溪流浮泛而下，终于停泊在我的心头。"

"当我凝视你的脸蛋儿的时候，神秘之感湮没了我，你这属于一切人的，竟成了我的。"

"为了怕失掉你，我把你紧紧地搂在胸前。是什么魔术把这世界的宝贝引到我这双纤小的手臂里来的呢？"

——〔印〕泰戈尔

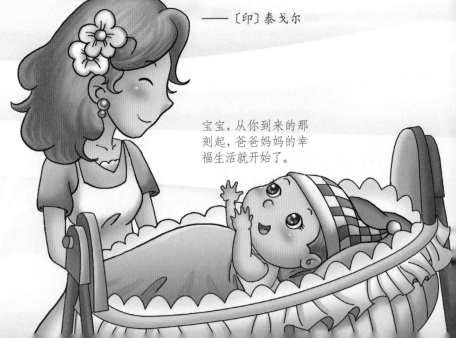

宝宝，从你到来的那刻起，爸爸妈妈的幸福生活就开始了。

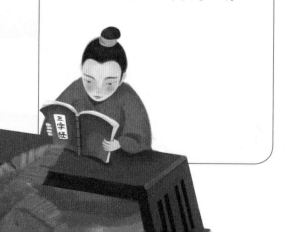

国学胎教:《三字经》(节选)

人之初,性本善,性相近,习相远。

苟不教,性乃迁,教之道,贵以专。

昔孟母,择邻处,子不学,断机杼(zhù)。

窦(dòu)燕山,有义方,教五子,名俱扬。

养不教,父之过,教不严,师之惰。

子不学,非所宜,幼不学,老何为?

玉不琢(zhuó),不成器,人不学,不知义。

为人子,方少时,亲师友,习礼仪。

香九龄,能温席,孝于亲,所当执。

融四岁,能让梨,弟于长,宜先知。

首孝悌(tì),次见闻,知某数,识某文。

一而十,十而百,百而千,千而万。

三才者,天地人,三光者,日月星。

三纲者,君臣义,父子亲,夫妇顺。

知识胎教:为什么冬天会下雪

孩子的童年生活总是伴随着无数的疑问,比如冬天会好奇,天上飘下来的那一片一片洁白冰凉的小东西是什么?为什么叫它雪花?为什么只有冬天才会下雪?你的宝宝将来同样也会问到这些问题,准爸爸赶紧出马解释一下吧!

雪花形成在一种既有冰晶又有过冷水滴的云体里,这种云称为冰水混合云。在这种云体内,过冷水滴不断蒸发成水汽,水汽源源不断地涌向冰晶的表面,在那里凝结落脚,使冰晶逐渐增大形成雪花。

雪花形成后便向下飘落,在飘落的过程中碰上其他雪花时,常常黏附在一起,慢慢变大。遇到上升气流时,小雪花上升的速度比大雪花快,小雪花赶上大雪花发生粘连。就这样,几经反复,便逐渐成为直径达几厘米的像棉花又似鹅毛的雪团。

当空气中的上升气流再也托不住这些雪团时,它们便从云层中飘落下来,如果这时低层空气的温度在0℃以下,雪团降落到地面,就成了我们见到的皑皑白雪啦。

下雪不仅是冬天特有的自然现象,还能帮助净化空气、减少环境中的有害细菌,雪后的空气总是格外的清新干净。下雪对第二年农作物的成长也有好处,雪落到地面最后化成了水,滋润了大地,为来年植物的生长提供了良好的土壤条件,所以人们都说"瑞雪兆丰年"呢!

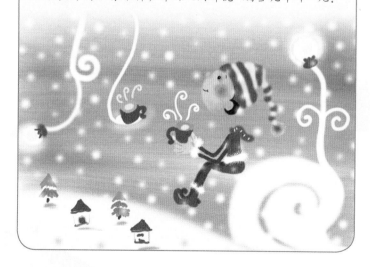

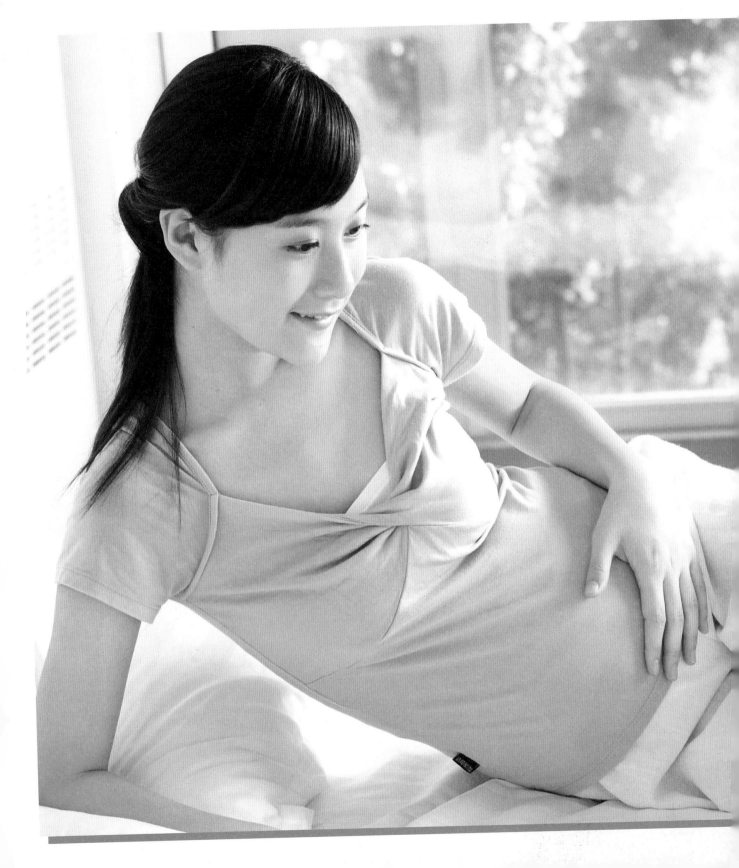

孕妈妈的妊娠反应可能越来越明显，再忍一忍，等胎宝宝变得强壮些了，不适很快就会结束的。准爸爸现在最重要的任务就是照顾好孕妈妈和胎宝宝，你无怨无悔的付出是孕妈妈克服各种不适的动力。

准爸爸本月需留意的数据

本月孕妈妈可能会孕吐更严重了，身体也会更不舒服，准爸爸要特别留意饮食和生活中的细节。

15~20 分钟

孕妈妈不要长时间站立，建议孕妈妈在持续站立 15~20 分钟后，要休息一会儿，避免水肿或过于疲惫。

<6 克

孕妈妈平时的饮食宜以清淡为主，不要吃过咸的食物。正常的情况下孕妈妈每日的摄盐量以 <6 克为宜。

5~8 颗

孕妈妈对镁的摄入量每天约为 400 毫克。每星期可吃两三次花生，每次 5~8 颗便能满足对镁的需求量。

8 杯

孕妈妈不要因为尿频而不去喝水。每天应及时补充水分，每天约喝 8 杯 200 毫升的水。

25℃

夏天的室温在 25℃比较适宜，孕妈妈不要贪图凉快过度使用空调，准爸爸也要时刻注意室内温度的调节。

25~30 克

猪肝富含铁和维生素 A，为使猪肝中的铁更好地吸收，建议孕妈妈每周吃 2~4 次，每次吃 25~30 克。

用心感受
宝贝和妻子的变化

你的宝贝：已经"人模人样"啦

此时的胎宝宝可以真正叫作胎宝宝了，已经"人模人样"了。通过仪器观察，你会发现这时的胎宝宝有令人惊奇的本领，能移动胳膊、手指和脚趾，还能微笑、皱眉和吸吮拇指呢！你看，他正在和你打招呼呢，好像在说："爸爸，你辛苦了，我好爱你呀。"

   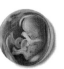

第 9 周　　第 10 周　　第 11 周　　第 12 周

宝宝有话跟老爸说过完这个月我就安稳地度过孕早期的危险期了，爸爸妈妈可以安心一些啦！我的重要内脏器官基本上已经形成，变成一个可爱的娃娃了。爸爸你每天都要摸摸我，陪我说说话，这样我就会长得更快的。

9 周，本周胎宝宝已经有 1 颗小葡萄那么大了，他的头部和躯体已经不像先前那样弯曲了，所有的内脏器官也都慢慢成形。心脏已经分成四个腔，手、脚、四肢完全成形，手指甲、脚趾甲、最初的毛发都依稀可见。

葡萄

10 周，本周的胎宝宝就像 1 个小金橘，他的大脑发育非常迅速，眼睛和鼻子清晰可见，心脏也完全发育好了，神经系统开始有反应。肝脏、脾脏、骨髓开始制造造血细胞。外生殖器开始显现，但尚分辨不了性别。

金橘

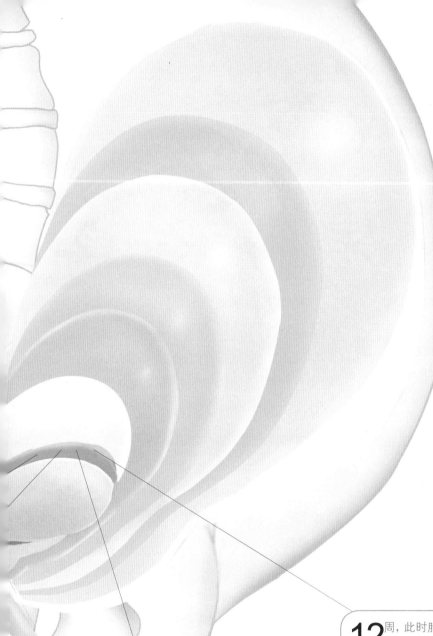

你的妻子：总想去厕所

子宫在孕3月末时，已经如拳头大小。由于增大的子宫开始压迫位于前方和后方的膀胱及直肠，所以孕妈妈排尿次数增加，总想去厕所。乳房的变化更明显了，乳晕和乳头色素沉着更明显，乳头周围还出现了米粒大的小结。

▶ 乳房：乳房更加膨胀，乳头和乳晕色素加深，同时阴道有乳白色的分泌物流出。

▶ 子宫：孕妈妈的子宫大小已经是怀孕前的2倍了，但体重并没有增加。

▶ 腹部：腹围已经有了明显的增长，已经初步有了孕妈妈的模样了。

荸荠

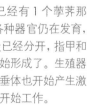

12周，此时胎宝宝已经有1个荸荠那么重了，大脑和各种器官仍在发育，骨头在硬化，手指和脚趾已经分开，指甲和毛发也在生长，声带也开始形成了。生殖器官开始呈现出性别特征，垂体也开始产生激素，维持生命的器官已经开始工作。

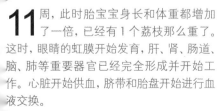

11周，此时胎宝宝身长和体重都增加了一倍，已经有1个荔枝那么重了。这时，眼睛的虹膜开始发育，肝、肾、肠道、脑、肺等重要器官已经完全形成并开始工作。心脏开始供血，脐带和胎盘开始进行血液交换。

荔枝

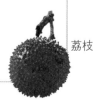

陪孕妈妈
做产检

从这个月开始，孕妈妈就进入了正式产检的程序。需要提醒准爸爸的是，有时候产检的项目比较多，排队又要等很长时间，最好能为孕妈妈带上小零食和水，以便及时补充能量。当孕妈妈因为排队而心情烦躁时，准爸爸可以通过聊天等方法转移孕妈妈的注意力。

本月产检项目

▶ 血常规：如果孕妈妈贫血，不仅会出现产后出血、产褥感染等并发症，还会殃及宝宝，例如易感染、生长发育落后等。

▶ 检查乙肝五项：孕妈妈是乙肝病毒携带者，所生的婴儿，出生 1 年内将有 25%~40% 成为乙肝病毒携带者。若女方是表面抗原阳性，通过婚前卫生指导，告知其怀孕后需要进行乙肝病毒"母婴阻断"，可有效地预防母婴传播，从而降低母婴乙肝病毒感染率。

▶ 尿常规：尿检有助于肾脏疾患早期的诊断。

▶ 体重：如果体重增长过快，医生就会给孕妈妈开出控制饮食的方案。当然如果体重增长过慢，医生也会建议孕妈妈多补充些营养。

▶ 多普勒听胎心音：怀孕第 12 周、第 13 周时，已经能听到胎心音了。

▶ "四毒"检查：内容包括风疹病毒、巨细胞病毒、弓形虫病毒、单纯疱疹病毒。

▶ 查艾滋病病毒：孕妈妈感染艾滋病，病毒可以通过胎盘感染胎宝宝。

▶ 梅毒血清学检查：梅毒可造成流产、早产、新生儿先天性梅毒等。

注：以上产检项目可作为孕妈妈产检参考，具体产检项目以医院及医生提供的建议为准。

产检前你需要做的准备

本月检查项目较多，准爸爸和孕妈妈提前了解下面的内容，会省不少事。

1 小排畸，12 周之前检查前憋点尿

本月的小排畸（NT）检查是通过 B 超进行检查，应使膀胱充盈，才能使医生看得更清楚。孕 12 周后做 B 超就不再需要憋尿了。

2 听胎心前别生气，放松心情

到了孕 12 周以后，医生会为孕妈妈第 1 次听胎心，听时应放松心情，以免影响结果。

3 准备一个袋子

准爸爸最好为孕妈妈准备一个袋子，检查的事项很多，将所需的检查单放置在一起，避免每次手忙脚乱找不到。

4 准爸爸帮忙排队，节省时间

建档前的检查项目较多，可能在不同的楼层进行，孕妈妈抽血时，准爸爸可帮孕妈妈在其他地方排队，节省时间。如果可以提前与医院取得联系是最好的，这样就省去了孕妈妈检查前的等待时间。

听专家说产检报告单

本月，孕妈妈要进行一次全面的检查，检查项目较多，如果所有检查项目都没有问题，就可以建档了。诸多的检查项目，准爸爸和孕妈妈可能会看不懂，不过不用担心，听专家来一一分析孕妈妈的产检报告单。

看懂血常规报告单

血常规化验单数据一：血红蛋白及红细胞

正常浓度范围 110~150 克/升。大于 150 克/升时，孕妈妈有可能出现血液中的含氧量不足或脱水的情况。当血红蛋白和红细胞同时减少时，孕妈妈有可能出现贫血的现象。

血常规化验单数据二：白细胞

正常值是 $(4~10) \times 10^9/$ 升。白细胞增多可能会表现为炎性感染、出血、中毒等，但在孕期是不同的，孕期是可以有一定的上升空间。白细胞减少，常见于流感、麻疹等病毒性传染病及药物或放射线所致及某些血液病等。

血常规化验单数据三：血小板

血小板正常值的范围应该为 $(100~300) \times 10^9/$ 升；低于 $100 \times 10^9/$ 升，会影响孕妈妈的凝血功能。

看懂尿常规报告单

尿液中蛋白、葡萄糖、胆红素及酮体正常情况下为阴性。

如果蛋白显示阳性，表明有患妊娠高血压、肾脏疾病的可能。

如果酮体显示阳性，表明孕妈妈可能患有妊娠糖尿病或子痫、消化吸收障碍等，需做进一步检查。

如果报告单上显示有红细胞和白细胞，则表明有尿路感染的可能，需引起重视。

看懂乙肝五项检查

乙肝五项和肝功能检查不是一回事。它主要是检查是否感染了乙肝病毒以及乙肝病毒的感染情况。

1. 乙肝五项全部阴性，表明身体没有感染过乙肝病毒。

2. 乙肝表面抗体阳性，其余为阴性。表示有过乙肝病毒感染史，但机体产生了一定的免疫力。

3. 乙肝表面抗体阳性、核心抗体阳性，其余为阴性。这表明接种了乙肝疫苗后，或是乙肝病毒感染后已康复的结果，已有免疫能力。

4. 如果乙肝 E 抗原为阳性，这是乙肝传染性强弱的重要指标，数值越大，传染性越强。

5. 如果孕妈妈是乙肝病毒携带者，乙肝病毒能通过血液和胎盘传播，此时要听从医生的安排，接种乙肝灭活疫苗，及时进行母婴阻断。

		尿常规11项		
姓名 NAME:	性别 SEX: 女	年龄 AGE:	临床诊断 CLI. IMP.:	编号 LAB. NO.: 20130516 R 341 R 2637
科别 DEPT.:	床号 BED NO.:	住院/门诊号 I.P./O.P. NO.: 000023608		标本 SPECI.:
分析项目		结果	参考范围	单位
尿胆原	UBG	Norm	3.20-16.00	umol/L
胆红素	BIL	Neg	阴性(-)	umol/L
酮体	KET	Neg	阴性(-)	mmol/L
潜血	BLD	Neg	阴性(-)	Ery/ul
蛋白	PRO	Neg	阴性(-)	g/L
亚硝酸盐	NIT	Neg	阴性(-)	
白细胞	LEU	Neg	阴性(-)	Leu/ul
葡萄糖	GLU	Neg	阴性(-)	mmol/L
尿比重	SG	1.025	1.015-1.025	
酸碱值	PH	6.00	4.60-7.40	
维生素C	VC	1.40		g/L
镜检(未离心)		:		
上皮细胞	上皮细胞			
红细胞	RBC	-	0~偶见	/HP
白细胞	WBC	-	0~2个	/HP
管型	管型	-		
其它	其它	-		

准爸爸私人订制小厨房

现在一个可爱的小宝宝正在孕妈妈的肚子里孕育成形，相信作为准爸爸的你也很兴奋吧？可不要只顾着兴奋，爱宝宝就拿出实际行动吧！为孕妈妈和胎宝宝准备一顿有滋有味的饭菜，相信她们会对你赞不绝口的。

胎宝宝所需重点营养素

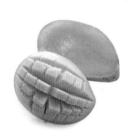

维生素 A　维护胎宝宝细胞功能

供给量：维生素 A 可保持皮肤、骨骼、牙齿、毛发健康生长，还能促进胎宝宝视力和生殖器官的良好发育。在胎宝宝本月身体各个器官逐渐发育的时期，一定不要忽视维生素 A 的补充。本月孕妈妈每天维生素 A 的摄入量为 0.8 毫克，80 克鳗鱼、65 克鸡肝、75 克胡萝卜、125 克紫甘蓝中的任意一种，都能满足孕妈妈的每日所需。

食物来源：维生素 A 大量存在于动物肝脏、鱼肝油、鱼子、牛奶、禽蛋、芒果、柿子、杏以及胡萝卜、菠菜、豌豆苗等黄绿色蔬菜中。

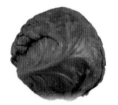

紫甘蓝含有维生素 E，适当食用可安胎、养颜。

维生素 E　养颜又安胎

供给量：针对本月是流产高发期的特征，孕妈妈可适当补充维生素 E，能起到保胎、安胎、预防流产的作用。建议孕妈妈每天摄入 14 毫克维生素 E。一般情况下，孕妈妈如果每天都能用富含维生素 E 的植物油来炒菜，即可获得充足的摄入量。

食物来源：除植物油外，富含维生素 E 的主要食物有花生、核桃、芝麻等坚果类，以及瘦肉、乳类、蛋类和未精制的谷类，如麦芽、糙米等。另外，蔬菜中的南瓜、西蓝花、紫甘蓝中也含有维生素 E。

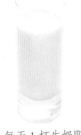

每天 1 杯牛奶即可满足钙的需求。

钙　预防宝宝软骨病

供给量：此时孕妈妈体内钙质充足，不但可以预防胎宝宝软骨病的发生，还可让孕妈妈远离龋齿病。补钙要讲究适度、适量、适时原则，本月每天需补充 800~1000 毫克钙。每天 1 杯牛奶或适量豆制品就可以满足需要。

食物来源：含钙丰富的食物有瘦肉、鸡肉、牛奶、鸡蛋黄、豆腐等。

本月饮食宜忌

每天吃 1 个苹果

在孕早期，孕妈妈的孕吐现象比较严重，口味比较挑剔。这时候准爸爸不妨给孕妈妈吃个苹果，不仅可以生津止渴、健脾益胃，还可以缓解孕吐。研究证明苹果还有缓解不良情绪的作用，对遭受孕吐折磨、心情糟糕的孕妈妈有安心静气的好处。不过要提醒孕妈妈细嚼慢咽，或帮孕妈妈将苹果榨汁饮用，每天 1 个即可。

适量吃大豆类食品

由于这个月孕妈妈的孕吐比较严重，对大豆类食品易产气"比较敏感"，但是这个时候还是应该克服心理上的排斥，适当摄取豆类食品，可以吃产气相对较少的豆腐及豆制品。因为有一些氨基酸人体不能合成，必须由食物蛋白供给，这些氨基酸称为必需氨基酸。大豆类食品中富含人体所需的优质蛋白和多种必需氨基酸，而且大豆富含磷脂，不含胆固醇，是不折不扣的高蛋白健脑食品。

但孕妈妈不宜每天都吃，且每次不能超过 100 克，准爸爸要帮孕妈妈控制好食用量。

选择健康零食

孕期，尤其在妊娠反应严重的孕早期，准爸爸可以为孕妈妈准备一些小零食，在孕妈妈想吐时吃一些可以起到缓解作用；肚子饿时，可以拿来补充能量。但孕期零食选择有讲究，如果有可能，尽可能多吃一些水果、坚果等；少吃热量较高（含脂肪、糖、盐较多）的零食，如炸土豆片、巧克力、薯条、炸面饼圈等。这些食物中还常常含有人工色素和添加剂，对人体健康有害，不利于胎宝宝的生长发育。

孕早期不要吃太多山楂

山楂对孕妈妈子宫有一定的收缩作用，如果孕妈妈大量食用山楂食品，就会刺激子宫收缩，甚至导致流产。如果孕妈妈特别想吃酸的食物，可用其他水果代替山楂。也可以将柠檬榨汁后稀释，加些蜂蜜或蜜糖喝。准爸爸炒菜时也可将菜肴做成酸味，如醋熘土豆丝、醋熘白菜等，以满足孕妈妈的口味。

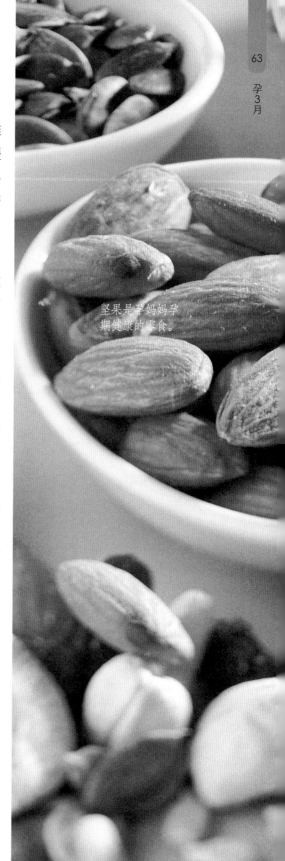

坚果是孕妈妈孕期健康的零食。

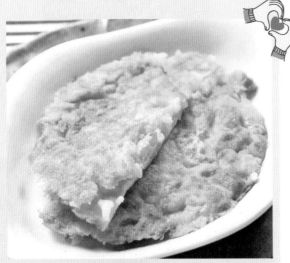

爱心营养餐

米饭蛋饼

原料：鸡蛋 2 个，米饭 100 克，白糖适量。

做法：①鸡蛋磕入碗中，加入少许白糖搅拌均匀。②把米饭倒入蛋液里，搅拌。③平底锅刷油，煎熟即可。

营养功效：此主食将米饭和面食合二为一，独特的烹饪方法会增加孕妈妈的食欲。

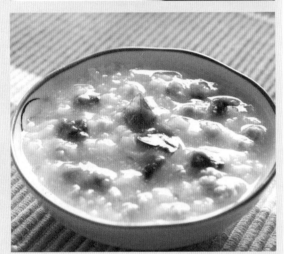

杂粮皮蛋瘦肉粥

原料：糙米、大米各 50 克，皮蛋 1 个，猪肉 100 克，盐适量。

做法：①糙米、大米均洗净，煮熟成粥备用；皮蛋去壳，切块；猪肉切丝。②油锅烧热，倒入猪肉丝炒熟，倒入煮好的粥中，放入皮蛋块稍煮，加盐调味即可。

营养功效：此粥中富含膳食纤维，可帮助消化，预防孕期便秘。

色彩丰富、鲜艳，让孕妈妈胃口大开。

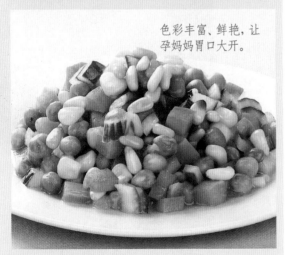

松仁玉米

原料：玉米粒 50 克，胡萝卜半根，洋葱半个，豌豆、松仁各 30 克，葱花、盐、白糖、水淀粉各适量。

做法：①胡萝卜、洋葱洗净切丁；豌豆、松仁洗净，备用。②锅中放油烧热，放入葱花煸香，然后下胡萝卜丁、玉米粒翻炒，再下洋葱丁、豌豆翻炒至熟，加盐、白糖调味，加松仁，出锅前用水淀粉勾芡即可。

营养功效：玉米是粗粮，富含膳食纤维和维生素，有利于孕妈妈的健康；松仁含有维生素 E、DHA 和镁元素，能满足本月胎宝宝骨骼、肌肉和大脑快速发育的需求。

牛奶花生酪

原料： 花生仁、糯米各 70 克，牛奶、冰糖各适量。

做法： ①花生仁和糯米浸泡 2 个小时，花生仁剥去花生红衣后，和糯米一起放入豆浆机中。②加入牛奶到最低水位线，盖上豆浆机，调到果汁档，启动。③打好后，倒出花生米浆去渣。④取干净的煮锅，加入冰糖和花生米浆，边煮边搅动煮至开锅后再煮 10 分钟即可。

营养功效： 牛奶花生酪富含蛋白质、钙和镁，对母子的肌肉和骨骼都有益处。

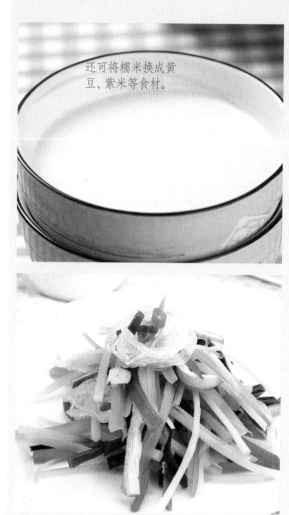

还可将糯米换成黄豆、紫米等食材。

凉拌素什锦

原料： 粉丝、海带丝、胡萝卜、豆腐干、莴笋、洋葱各 30 克，竹笋、芹菜各 50 克，盐、白糖、香油、酱油各适量。

做法： ①竹笋、海带丝、粉丝，用热水焯一下。②豆腐干、胡萝卜、莴笋、芹菜、洋葱，全部洗净切丝，莴笋丝、芹菜丝入开水焯烫，所有材料放入盘中，加所有调味料拌匀即可。

营养功效： 营养全面，为孕妈妈和胎宝宝补充足够的碘和维生素。

鲍汁西蓝花

原料： 西蓝花 250 克，百合 20 克，鲍鱼汁适量。

做法： ①将西蓝花洗净，切小块，用沸水焯烫；百合洗净。②锅里放油，倒入西蓝花块和百合翻炒，再加入鲍鱼汁和适量水，炒 2 分钟出锅即可。

营养功效： 西蓝花吸入鲍鱼汁的鲜美之味，口感极佳。另外，西蓝花中的维生素 E 可帮助孕妈妈安胎、保胎。

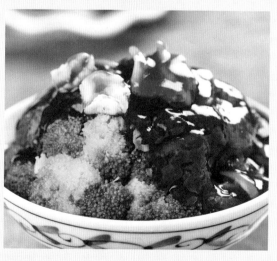

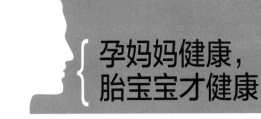

孕妈妈健康，胎宝宝才健康

很多女性在怀孕后身体都会出现这样或那样的不适，便秘、牙龈出血，甚至一不小心就感冒了。孕期这些小问题，孕妈妈和准爸爸提前了解一下，做好预防，相信孕妈妈的孕期就会舒适许多，孕妈妈健康了，胎宝宝自然就健康。

便秘就要常运动

由于孕期体内高水平黄体酮的影响，使得肠管松弛，使废物在穿过肠管时非常缓慢。另外，增大的子宫挤压肠管也会造成便秘。孕期运动量减少也是原因之一。

缓解便秘的一个好方法就是每天要有足够的户外活动，活动的最佳方式是散步。准爸爸可以每天晚饭后约上孕妈妈，一起到小区附近走走。如果条件允许可以在周末的时候，选择空气新鲜、人流量不大的地方，如郊外、花园等，尽量不要去人流量大、空气污浊的地方，如商场、市场等，避免被传染上感冒。另外，到植物和花草多的地方散步时，要注意避免过敏，孕妈妈怀孕后身体会比过去敏感，一旦有过敏迹象要马上引起重视。

关注孕期牙齿问题

怀孕会带来很多改变，包括牙齿，孕妈妈可能会发现自己的牙龈经常出血。这是因为怀孕之后内分泌的变化，使得牙齿格外脆弱，极易让一些病菌和毒素乘虚而入，再加上孕妈妈可能一天吃好多东西，致使口腔不洁造成的。

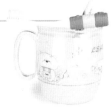

护牙生活细节

怀孕后，孕妈妈更要注意保护自己的牙齿，孕妈妈快看看下面这些护牙小细节都做到了吗？
如果没有做到，那准爸爸你的责任就更重大了。

1 勤刷牙

除了正常的早晚 2 次刷牙之外，如果孕妈妈午饭后要小睡，最好再补刷 1 次。吃完东西要把食物残渣清理干净，不让蛀牙有可乘之机。

2 勤漱口

除了每天刷牙外，每次吃完东西也都要用温水漱口，或用医生专门指定的漱口水漱口。食物的残渣停留在口腔内，不仅会损害牙齿，也会感到很不舒服。

3 选择好牙刷和牙膏

选择那种软质、细毛、刷头很小的牙刷，并且每 3 个月务必更换。刷牙时用温开水。不需要用药物牙膏，使用具有一般清洁功能的牙膏就可以了。

感冒了怎么办

尽管孕妈妈已经十分小心，但有时还会得一些小病，比如感冒、发热、头痛等，此时不要自行用药，根据病情的轻重，可以选择不同的治疗方法。轻度感冒仅有鼻塞、轻微头痛的孕妈妈一般不需用药，应多饮开水，充分休息，一般能很快自愈。如果有高热、烦躁等症状则要马上去看医生，在医生指导下采取相应措施对症处理，切不可盲目服用退热类的药物。

如何预防感冒

▶ 注意保暖，防止季节性感冒：冬季气温低，孕妈妈要注意保暖，根据天气的变化及时添加衣服。特别是脚部的保暖十分重要。如果脚部受凉，会反射性地引起鼻黏膜血管收缩，容易受到感冒病毒的侵扰。

▶ 勤洗手，防止病从口入：孕妈妈要勤洗手，尤其是在碰触了钱、门把手、水龙头后。孕妈妈还要避免接触感冒患者及其使用的碗碟，以免被传染。

▶ 少去人群密集的公共场所：要尽量避免前往人群密集的公共场所，防止被传染。去逛超市、看电影，要尽量戴上纯棉的或者是棉纱材质的口罩。

▶ 保持适宜的室内温度、湿度：居室要经常开窗通风，并且保持温度、湿度适宜。一般来说，适宜的室内温度为17~23℃，湿度为40%~60%。如果屋内空气干燥，孕妈妈可以用加湿器，增加屋内空气的湿度；住在潮湿之处的孕妈妈，要利用除湿机去除空气中的湿气。

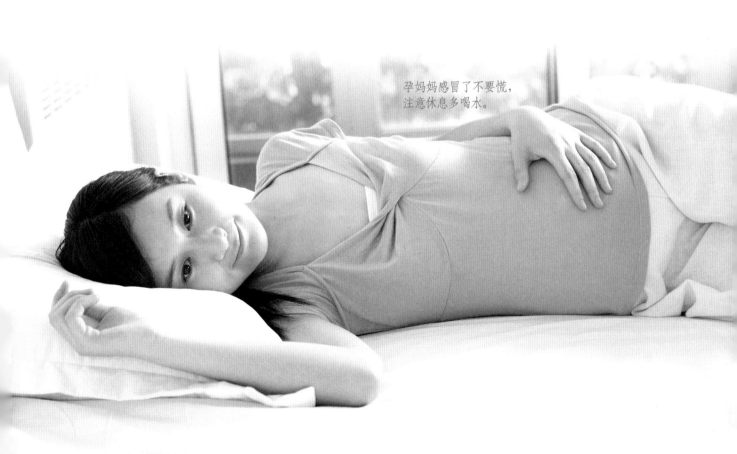

孕妈妈感冒了不要慌，注意休息多喝水。

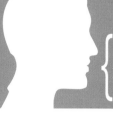

让孕妈妈 清清爽爽度孕期

为了保持身体清洁、卫生，孕妈妈可以每天坚持洗澡，用清水冲洗私处，但孕期清洗身体不同于怀孕前，一定要注意以下事项，才能安全洗澡。准爸爸也快来看看吧，如果孕妈妈有什么小细节没注意到，你可要负责提醒她。

不宜坐浴

怀孕期间，孕妈妈的生殖系统会发生改变，子宫颈口微张，阴道内分泌物减少，孕妈妈自我免疫能力降低。如果采取坐浴方式，水中的细菌、病毒易进入阴道，增加孕妈妈泌尿系统感染的机会，所以最好淋浴。

洗澡时间不宜过长

浴室内环境闭塞，温度高、湿度大、氧气供应相对不足，而热水刺激皮肤会引起全身体表毛细血管扩张，这样血液流入体表较多，易使孕妈妈脑部的供血不足，孕妈妈会觉得喘不过气来，严重者还会出现头晕、乏力、眼花、胸闷等症状。此外，孕妈妈洗澡时间过长会加重上述症状，而且还会给胎宝宝发育造成影响。若孕妈妈身体供血不均，将直接影响子宫内供氧状态，有可能会造成胎宝宝神经系统发育不良。所以孕妈妈洗澡时间最好控制在半小时内。

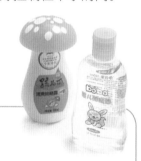

孕期洗澡浴室设备注意安全

浴室经常湿滑滑的，是家中最容易滑倒的地方，为了孕妈妈的安全，浴室的安全防滑设备必须完善。

 铺防滑垫

在浴室地板铺上防滑垫，并定期清洗，以免卡住太多污垢。

 浴室内要整洁，少杂物

浴室内应尽量减少杂物，例如椅子、脸盆、篮子等，以免孕妈妈被绊倒；若需放置则靠边集中放好。

3 **安装置物架**

安装一个置物架，集中放置所有浴室小用品，如洗发液、沐浴乳、香皂盒、梳子等，以免到处散落造成使用不便，甚至将人绊倒，徒增危险。

水温不宜过高

孕妈妈洗澡时水温不宜过高，一般以 38~42℃为宜，喜爱洗热水澡的孕妈妈可以适当提高 1℃，但不宜过高。孕妈妈洗澡时血液循环改变，需氧量增加，而浴室是密闭环境，水温过高产生蒸汽过多，不利于孕妈妈呼吸新鲜空气；同时，过热的水会刺激孕妈妈皮肤，使血液更多流向皮肤，不利于子宫内充足氧气的输送。

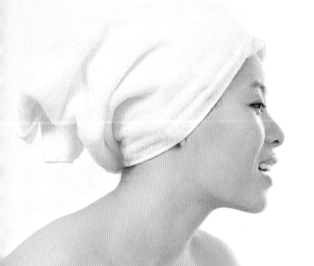

洗澡时间以不超过 30 分钟为宜。

用清水清洗私处 ✓

很多孕妈妈会在孕 3 月时发现阴道分泌物增加了，这是体内孕激素持续旺盛分泌导致的，是正常现象，此时使用清水清洗外阴，可缓解症状。

浴室禁用香熏 ✗

有些孕妈妈在怀孕前喜欢用香熏来给浴室增加气氛，但此时，这些气味很可能会加重妊娠反应。孕妈妈最需要纯净自然的空气，应远离香味强烈的日化用品。

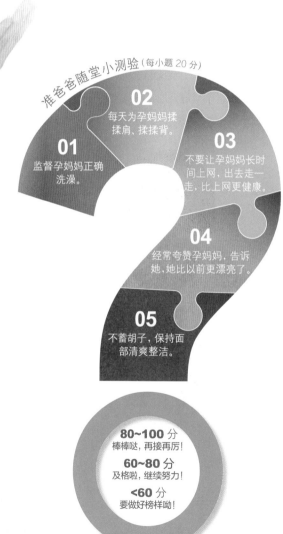

准爸爸随堂小测验（每小题 20 分）

02 每天为孕妈妈揉揉肩、揉揉背。

01 监督孕妈妈正确洗澡。

03 不要让孕妈妈长时间上网，出去走一走，比上网更健康。

04 经常夸赞孕妈妈，告诉她，她比以前更漂亮了。

05 不蓄胡子，保持面部清爽整洁。

80~100 分 棒棒哒，再接再厉！

60~80 分 及格啦，继续努力！

<60 分 要做好榜样呦！

该去为孕妈妈建档啦

建档对于孕期的孕妈妈和胎宝宝来说，都是一件很重要的事情。建档关系到胎宝宝和孕妈妈的健康，也关系到宝宝的未来，所以一定不可以马虎。

建档要趁早

一般只要第 1 次检查结果符合要求，医院就会允许建病历（此病历不同于门诊的病历）。关于建档的一些事项，可以打电话或上网咨询各个医院。如果从其他的医院转过来，虽可带着原来医院的化验单，但不全的项目，必须在新医院重新补做，合格后才可以建病历。

提前准备好建档和办理其他证明的证件，少走冤枉路。

医院为孕妈妈建个人病历，主要是为了能更全面了解孕妈妈的身体状况及胎宝宝的发育情况，以便更好地应对孕期发生的状况，并为以后分娩做好准备。因此最好能够提前确定自己的分娩医院，并且固定在同一家医院进行产检。

了解流程不跑冤枉路

生宝宝要办几个证？你的办证经历还顺利吗？准生证、出生证、户口等去哪儿办，有什么条件，需要准备哪些材料？

为宝宝办理各种证明、证件是个不小的工程，这些事情需要准爸爸和孕妈妈尽早完成。提前了解都需要办理哪些证件，需要哪些材料，办理手续是怎样的，不明白的时候可以向有了小孩的亲朋好友请教，也可以向有关部门咨询。

准生证

"准生证"就是计划生育服务证，这是宝宝的第一个证件，当你计划想要宝宝或者在刚刚怀上宝宝的时候就应该着手去办理了。这张证明是宝宝降临到这个世界的合法"通行证"，宝宝的出生、上户口及其他的福利都和它有密切关系。

▶ 所需材料：夫妻双方户口本；夫妻双方身份证；结婚证原件和复印件；夫妻双方的初婚初育证明，可以由工作单位或户口所在地居委会开具，加盖公章；女方 1 寸免冠照片 1 张。

▶办理单位：夫妻中一方户籍所在地乡镇（街道）计划生育办公室。

▶办理程序：夫妻双方由单位或户籍所在地街道办事处开具从未生育过子女证明，持有该证明和结婚证原件及复印件、双方户口本、双方身份证，到夫妻中一方户籍所在地乡镇（街道）计划生育办公室进行办理。

出生证

孕妈妈在待产入院的时候，医院会要求你填写《出生医学证明自填单》，自填单主要填写项目包括婴儿姓名（可以暂时用乳名代替）、父母姓名和身份证号、居住地址、婴儿户口申报地、产房以及床位号等。孕妈妈或准爸爸在填写自填单时一定要小心认真，因为自填单一经填写便不可更改。如果不小心填写错误，需要申领一张新的自填单。《出生医学证明自填单》是为出院时填写《出生医学证明》做准备，出生证是宝宝的第一份人生档案，对宝宝来说十分重要。

上户口

宝宝出生后，家里就多了一名家庭成员，按照户口管理法，这时应该给宝宝上户口了，使宝宝在法律上正式成为家庭中的一员。而且，只有在及时申报宝宝的户口后，社会上各种医疗保险才会随之而来，让宝宝享受到应当享受的权利。

▶所需材料：按目前城乡申报户口的规定和计划生育管理条例，必须携带的证件有：计划生育部门颁发的准生证、医院签发的出生证、户口簿册。

▶办理程序：到户口所属的派出所户口申报处申报户口时，应详细填写户口申请单，进行户口登记，交纳一定的手续费后，宝宝的大名就添加在户口本上了。

预防接种证

预防接种证是儿童入托、入园、入学的必备凭证。因此，在宝宝出生后 1 个月内，家长应携带宝宝产房乙肝疫苗第一针和卡介苗接种记录证明，到户口所在地（如户口为外地、在本地居住 3 个月以上应在居住地）的辖区疾病预防控制中心办理儿童预防接种证；农村儿童应在辖区乡镇卫生院计划免疫接种门诊办理预防接种证，以便及时接种乙肝疫苗第二针和其他相应疫苗。

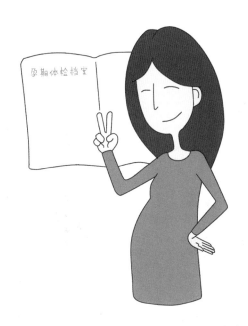

远离
电磁辐射

从怀孕开始至孕 12 周末称为孕早期。孕早期是胚胎发育的关键时期，也是致畸的敏感期，孕妈妈要尽量避免自身过度暴露在辐射环境中，以免对胎宝宝造成影响。准爸爸就辛苦一些，把这些隐患"清理"走吧！

常用家电辐射排名

☆☆☆☆☆	微波炉、电热毯、吸尘器、加湿器、无绳电话、电磁炉、复印机
☆☆☆☆	电吹风、手机、家庭影院、低音炮音箱、红外管电暖气、电熨斗
☆☆☆	等离子电视、台式电脑主机、无线鼠标和键盘、空气净化器
☆☆	油烟机、跑步机、洗衣机
☆	液晶显示器、笔记本电脑、冰箱、空调、消毒柜、电饭煲

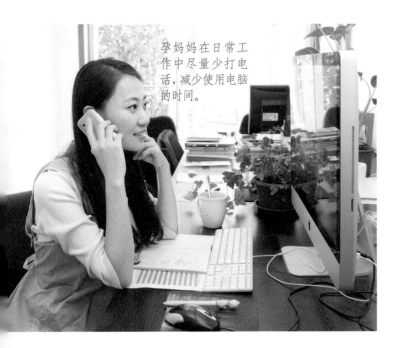

孕妈妈在日常工作中尽量少打电话，减少使用电脑的时间。

不必过度担心电磁辐射

左面列出了许多有辐射的家电，许多孕妈妈看到了不免担心。电脑、手机有辐射倒还罢了，就连吹个头发、看个电视也说有辐射，弄得一些孕妈妈什么都不敢做了。的确，生活中的辐射令孕妈妈防不胜防，但是也并没有那么吓人，就拿高辐射机器——复印机来说，相信没有哪个孕妈妈会整天在复印机旁复印东西吧，偶尔使用一下不会有什么影响的。

孕妈妈使用电器的 8 种禁忌

1. 不要经常使用电磁炉、微波炉。

2. 不要经常玩手机，睡觉时不要将手机放在床头或枕边。

3. 不要长时间使用电脑。

4. 不要经常使用电子设备玩游戏或阅读。

5. 使用完电器之后记得拔掉电源插头。

6. 卧室中尽量少放电器，不可超过 3 台。

7. 在家不要同时开启多个家用电器。

8. 不要长时间近距离看电视。

孕期用不用穿防辐射服

现代办公多用电脑，很多孕妈妈担心胎宝宝受到辐射影响，在孕期，甚至孕前就开始穿防辐射服了。但实际上防辐射服并不像它所宣传的那么有用。有实验证明，目前市场上的防辐射服对单一来源的辐射有一定效果。单一来源辐射就是指一对一的辐射关系，比如将手机放到折好的防辐射服里，手机很可能没有信号，然而这不能证明防辐射服在生活中能防止所有的辐射。

所以穿不穿防辐射服取决于孕妈妈心情，虽然实验已证明防辐射服对多源辐射效果很小，但如果孕妈妈觉得穿防辐射服能让自己更安心，那么穿上也无妨。

防辐射服怎么选

作为防辐射服装，首先要有服装的基本性能，如：透气性、舒适性，同时要能满足对家电的防辐射要求。对于一般家用电器，比如电脑、微波炉等的辐射，屏蔽效能 15dB 即可（dB 值是一种防辐射的参数指标，就如同防晒霜的防晒值一样）。

选购时要选正规厂家的，一般防辐射服包装内会附有一小块面料以供检测，用火烧之后会变成金属网状结构。

还有一种测试方法，在电脑前拨通手机，电脑屏幕会闪烁振动，这时用防辐射服挡住手机，看这种干扰是否会迅速消失，迅速消失即表示防辐射服质量很好。

防辐射服一般有防辐射兜肚、马甲等，可以根据自己的需要选择。如果只是一般的防辐射，兜肚就可以，而且适合任何季节。如果周围辐射较强，如经常接触电脑或电器，则可以选择马甲。

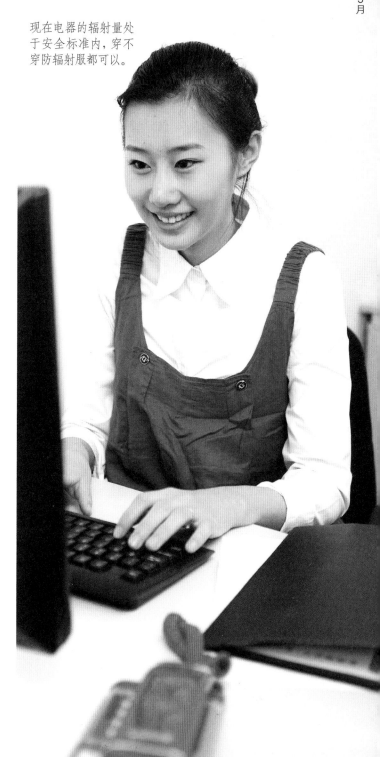

现在电器的辐射量处于安全标准内，穿不穿防辐射服都可以。

美妈 "驾到"

孕妈妈最近是不是很苦恼？不能化妆，不能出远门，就连吃东西都有不少限制。眼看着别人越来越美，而自己却不能打扮未免有些伤心、失落。其实，孕妈妈只要适度打扮，及早预防妊娠纹，还是美女一枚，准爸爸你说是不是呢？

细心护肤变身孕美人

怀孕后更要注意皮肤的保养，细腻、亮白的肌肤会让孕妈妈的魅力大增，甜美的笑容也会出现在脸上。自信美丽的孕妈妈才会孕育出聪明可爱的宝宝，所以，从现在开始，认真对待自己娇嫩的肌肤吧。

▶清洁：清洁皮肤的时候一定要选择温和、不刺激的产品，如不含皂基的手工皂、婴儿皂，适合敏感肌肤的洗面奶等。

▶保湿：如果皮肤变得干燥或嘴唇开裂出血，孕妈妈可用一些纯植物保湿液、宝宝保湿霜，或者孕妇专用的保湿产品和唇膏，这些都是安全无害的。

▶防晒：孕妈妈想防晒最好选择物理防晒霜，它不含紫外线吸收剂，只是起屏障作用，不会对皮肤造成刺激。不过物理防晒霜一定要用卸妆产品才能洗净。此

外，孕妈妈也可以尽量通过其他方法防晒，如出门戴帽子、打遮阳伞，避开阳光强烈时间段出门等。

▶孕妈妈还应特别注意，慎用芳香类护肤品，尽量不用化妆品，做好基础保养就够了。

孕期皮肤干燥怎么办

由于孕激素的关系，不少孕妈妈的皮肤失去了以前的柔滑，略显粗糙，甚至会很干燥，有些区域甚至会出现脱皮现象，建议皮肤干燥的孕妈妈试试下面的方法来改善皮肤状况。

1. 孕妈妈不要频繁地用香皂洗脸，因为皂碱会将皮肤上的天然油脂洗净，最好改用婴儿皂、甘油皂洗脸。

2. 需使用能给皮肤增加水分的护肤品，涂抹在干燥区内并轻轻地加以按摩。

3. 沐浴时不应洗太久，否则容易造成皮肤脱水，尽可能少用普通香皂，可使用不含皂质、pH 属中性的沐浴露或婴儿香皂。沐浴后，最好在全身涂抹润肤油或少许橄榄油。

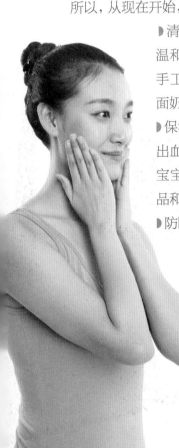

孕期也要细心护肤，
孕妈妈漂亮，胎宝
宝喜欢。

及早预防妊娠纹

从怀孕早期就应开始着手预防妊娠纹的产生了。适度按摩肌肤，尤其是按摩那些容易堆积脂肪产生妊娠纹的部位，如腹部、臀部下侧、腰臀之际、大腿内外侧、乳房等，可以有效增加皮肤的弹性，减轻或阻止妊娠纹的产生。

按摩的同时也可做些皮肤护理，选用一些橄榄油可保持肌肤滋润，让按摩更容易进行，如果是专业的预防妊娠纹的按摩油效果会更好。可以自己做也可以到美容院做护理，但要注意应选择那种天然的能增强皮肤弹性的按摩霜；也可以在洗澡时用软毛浴刷轻轻按摩腹部的皮肤，增强皮肤的弹性。

重点部位预防妊娠纹的方法

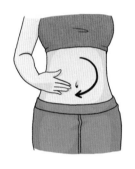 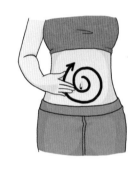

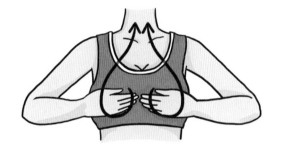

▌腹部：由肚脐开始，在肚脐周围顺时针方向画圈，慢慢地由小到大，按摩腹部皮肤。

▌乳房：从乳沟处开始，用指腹由下往上、由内至外轻轻按摩，直到推进至脖子、下巴。

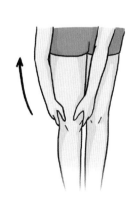 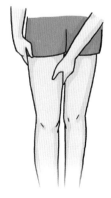

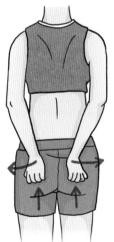

▌大腿：由膝盖开始，从大腿后侧往上推向髋部。

▌臀部：将双手放在臀部下方，用手腕的力量由下往上、由内向外轻轻按摩。

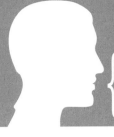

运动让
孕妈妈和胎宝宝都受益

孕期运动的意义主要有两个方面，一方面是适当适时地对胎宝宝进行运动刺激和训练，促进胎宝宝的身心发育；另一方面是孕妈妈进行适当的运动，可增强自身体质，并且保证正常妊娠及顺利分娩。夫妻共同运动，孕妈妈会更健康，心情也会更好。

不同孕期的运动方式

孕妈妈在选择运动项目时不能只从自己的兴趣、爱好出发，而是应该考虑到活动的强度，尤其在孕早期3个月和孕晚期3个月，应严禁跳跃、旋转等激烈、运动量大的锻炼，以免引起流产和早产。

在整个怀孕期间都应避免腹部挤压、剧烈震动腹部的运动，如快跑、跳跃、仰卧起坐、突然转向等。

不要参加那些易发生危险的运动，如潜水、骑马等。

孕妈妈可以选择散步、慢跑、骑自行车、跳舞、游泳、孕妇瑜伽、孕妇操、孕晚期的分娩操、太极拳等运动。

轻柔的瑜伽是孕期运动的好选择。

适当运动，母子更健康

孕妈妈在怀孕阶段根据个人的具体情况进行适当的运动和锻炼，对自己和胎宝宝都是有好处的。

1 增强心肺功能

适当的运动能增强心肺功能，可以预防和减轻由怀孕带来的气喘或心慌等现象，增强身体耐力，为最后的顺利分娩做好准备。适当的运动还能帮助孕妈妈改善睡眠不佳的状况。

2 防便秘，减轻水肿

运动能帮助消化和排泄，促进新陈代谢，减轻和改善孕期的便秘现象，同时增进食欲。运动还可促进腰部及下肢的血液循环，减轻孕期的腰酸腿痛、下肢水肿等压迫性症状。

3 让顺产更轻松

孕妈妈的身体锻炼得越好，在分娩的时候就越有力气，可以使分娩轻松些，甚至能缩短生宝宝的时间。

4 产后快速恢复体形

孕期运动可以消耗过多脂肪，避免孕期体重过快增长，也能减少生育巨大儿的可能。同时，孕妈妈在怀孕期间保持强壮的力量和结实的肌肉，产后就更容易迅速地恢复怀孕前的曼妙身材。

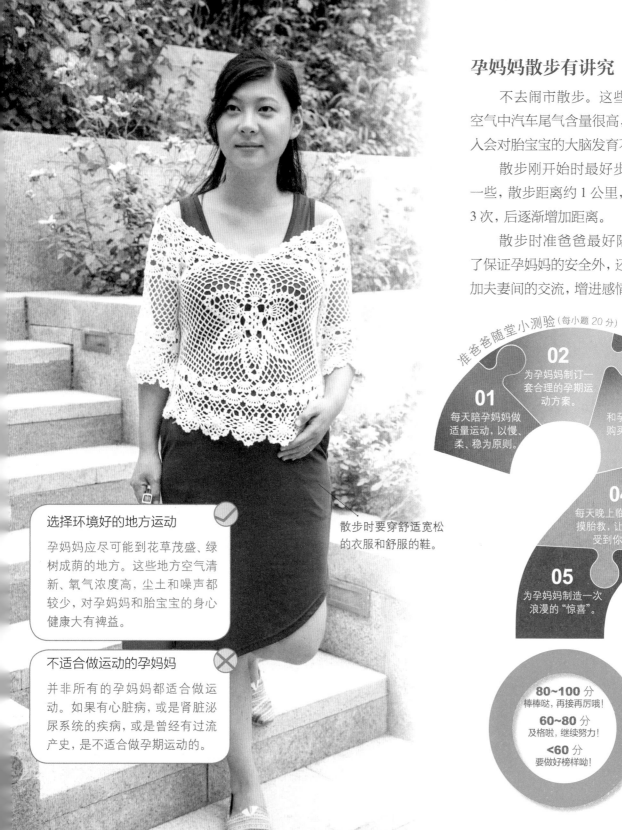

孕妈妈散步有讲究

不去闹市散步。这些地方的空气中汽车尾气含量很高，过多吸入会对胎宝宝的大脑发育不利。

散步刚开始时最好步子放慢一些，散步距离约1公里，先每周3次，后逐渐增加距离。

散步时准爸爸最好陪同，除了保证孕妈妈的安全外，还可以增加夫妻间的交流，增进感情。

选择环境好的地方运动

孕妈妈应尽可能到花草茂盛、绿树成荫的地方。这些地方空气清新、氧气浓度高，尘土和噪声都较少，对孕妈妈和胎宝宝的身心健康大有裨益。

不适合做运动的孕妈妈

并非所有的孕妈妈都适合做运动。如果有心脏病，或是肾脏泌尿系统的疾病，或是曾经有过流产史，是不适合做孕期运动的。

散步时要穿舒适宽松的衣服和舒服的鞋。

准爸爸随堂小测验（每小题20分）

01 每天陪孕妈妈做适量运动，以慢、柔、稳为原则。

02 为孕妈妈制订一套合理的孕期运动方案。

03 和孕妈妈一起去购买舒适的孕妇服装。

04 每天晚上临睡前做抚摸胎教，让胎宝宝感受到你的爱。

05 为孕妈妈制造一次浪漫的"惊喜"。

80~100 分
棒棒哒，再接再厉哦！

60~80 分
及格啦，继续努力！

<60 分
要做好榜样哟！

准爸爸胎教大课堂

准爸爸给胎宝宝做胎教，不仅可以促进这一时期胎宝宝的大脑发育，更重要的是，可转移孕妈妈的注意力，帮助孕妈妈缓解妊娠反应带来的不适，稳定情绪、愉悦心灵。还等什么呢？这就开始吧！

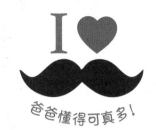

爸爸懂得可真多！

故事胎教：《大头儿子和小头爸爸》

大头儿子和小头爸爸是多么令人羡慕的一对父子啊，相信准爸爸和你的胎宝宝也会这样相亲相爱的。未来不管胎宝宝是儿子还是女儿，准爸爸都要做他（她）的好朋友，一起玩耍，一起成长。

大头儿子是个活泼可爱的小孩，小头爸爸是个宽容、开明的爸爸，他总是给予大头儿子更多的想象力，总是能满足大头儿子的一颗童心。平日里大头儿子和小头爸爸是一对好朋友，他们总是一起玩耍。

这一天，大头儿子和小头爸爸去森林里玩，在森林里造了一个小木屋。半夜里小木屋的屋顶被大风刮走了。善良的小鸟们看到父子俩住在漏风的小木屋里，就从自己的窝里飞出来，落到屋顶的树枝上挤在一起，替他们挡住大风。

天亮以后，大头儿子和小头爸爸谢过了鸟儿们，就打算到森林深处去。为了不迷路，小头爸爸用小木板设了一个路标。他们回来的时候，却发现路标被拿走了，这下子他们迷路了。尽管后来他们走了很多路才找到小木屋，可他们结识了很多有趣的猴子朋友。

在森林里，大头儿子和小头爸爸受到很多动物的热心帮助，玩得很尽兴。在离开森林回家前，他们给一个个胆小的蘑菇围上了坚固的院子，这样到了晚上蘑菇就可以安心地睡觉了。他们还在孤单的树叶床前，搭起了一架架小梯子，让小动物们可以爬上去，在树叶床上打滚、翻跟斗……

这样，森林再也不寂寞了。

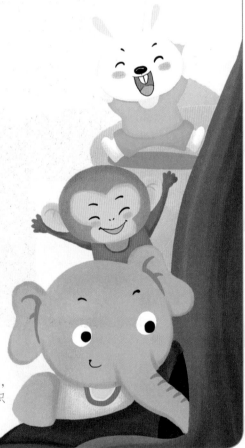

宝宝，等你长大后，爸爸也带你去认识小动物们。

音乐胎教:《春之歌》

门德尔松的《春之歌》以优美的旋律、丰富的和声，描绘了春回大地、生机盎然的景象。这首乐曲主旋律旖旎多姿、委婉迷人，串串音符犹如飘飞的花絮，展现出春光的明丽、妩媚与活力。就如同胎宝宝像孕妈妈生命中的春天一样，带来了蓬勃的气象，相信你可以在音乐中找到做母亲的感觉，胎宝宝也能享受到春天的温暖和安详。

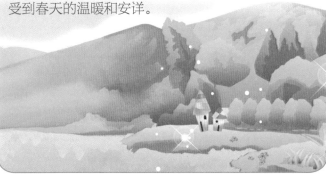

音乐胎教:《上学歌》

这首欢快的《上学歌》，相信很多爸爸妈妈都会唱，歌中美好的情景描绘，听着就让人兴高采烈。

太阳当空照，花儿对我笑，
小鸟说早早早，
你为什么背上小书包？
我要上学校，天天不迟到，
爱学习，爱劳动，
长大要为人民立功劳。

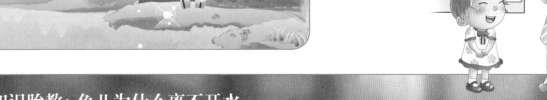

知识胎教：鱼儿为什么离不开水

宝宝，你看小金鱼在水里游来游去，可好玩了，可是它们为什么总得待在水里？它们就不能从鱼缸里出来跟大家一起玩吗？让爸爸告诉你其中的原因吧。

小金鱼的鳃，鳃盖下面布满了鳃丝，小金鱼就是靠这些鳃丝吸收溶解在水中的氧气来维持生命，这跟我们人类要呼吸空气中的氧气维持生命是一个道理。由于鱼的鳃丝是一条一条的，在水里才能将鳃丝充分展开。如果离开了水，鳃丝就会粘到一起，使吸收氧气的面积减少，小金鱼就会因氧气不足，喘不过气来。所以呢，小金鱼是不能离开水的。

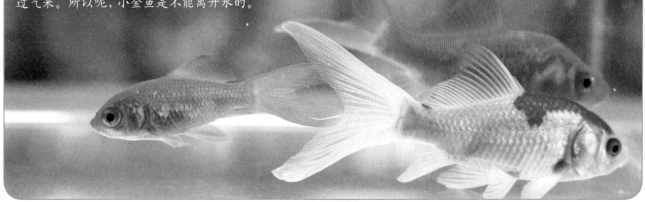

故事胎教:《穿靴子的猫》

胎宝宝就像是一只乖巧的小猫,正在孕妈妈的肚子里熟睡呢,你可不要以为他很懒,他其实很勤快的,过不了多久孕妈妈就能感觉到他正在你的肚子里"练功夫"呢,准爸爸也一起来感受一下胎宝宝的活力吧。

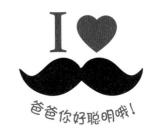

爸爸你好聪明哦!

很久以前,有一个小伙子穷得只剩下一只猫。他很难过,觉得活着没有意义。

这时候,他的猫突然开口说话了:"主人,只要你给我做双靴子,我就能给你带来好运。"小伙子很惊讶,于是给猫做了双靴子。

这一天,猫听说国王要带公主到河边看风景,就让他的主人到指定的河里去洗澡。当国王经过的时候,猫大喊起来:"救命啊! 伯爵有危险了!"国王听到喊声,走了过来。

猫对国王说:"亲爱的国王,我主人是一位英俊的伯爵,他在湖里洗澡,突然来了一个强盗,抢走了他的衣服。"国王听后,派人把小伙子救了上来,并取来一套自己的衣服给他穿上。

公主在国王身边,看到英俊的小伙子望向自己的温柔的眼神,便爱上了他。国王邀请小伙子和他一起回宫。

猫大摇大摆走在车前面,他穿着一双靴子,谁见到都畏惧。他碰到了农民,就对农民说:"国王若问起你们草地是谁的,你们要说是伯爵的。"农民很听话,国王问起草地的主人是谁时,农民便说是伯爵的。

国王以为小伙子是真正的伯爵,对他非常满意,决定把公主嫁给他。而猫呢,也成了"高贵的绅士"。

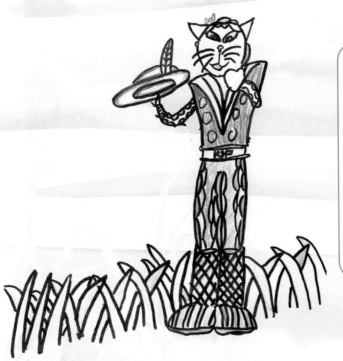

抚摸胎教: 让胎宝宝更活泼

通过抚摸,可以锻炼胎宝宝的皮肤触觉,并通过触觉神经感受体外的刺激,促进大脑细胞的发育,让胎宝宝更聪明。

抚摸胎教具有良好的互动性,能激发胎宝宝活动的积极性,促进运动神经的发育。经常受到抚摸的胎宝宝,对外界环境的刺激做出的反应更灵敏,出生后运动发育更有优势。喜欢运动的宝宝,性格会更活泼,适应外界环境的能力也更强。

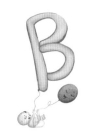
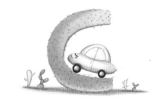
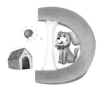

英语胎教：带宝宝认英文字母

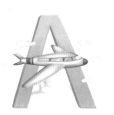

A（a）像一座宝塔

B（b）只是"半个"葫芦

C（c）像弯弯的月牙

D（d）挺个大肚子

E（e）像个小梳子

F（f）长得像牙刷

G（g）像大肚蝈蝈

H（h）像两个人手拉手

I（i）是一个人

J（j）像个弯弯的小尾巴

K（k）像把小剪刀

L（l）像个长筒靴

M（m）两个高山肩并肩

N（n）小写的 n 像拱门

O（o）圆圆的大头和小头

P（p）大 P 小 p 一个样

Q（q）大 Q 蜿蜒像条蛇

R（r）小 r 像根小禾苗

S（s）丝丝蜿蜒盘山路

T（t）大 T 像个晾衣架

U（u）是你不是我

V（v）胜利摆个"V"

W（w）是 M 翻个身

X（x）像随手画个叉

Y（y）大 Y 像弹弓

Z（z）好像数字 2

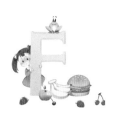
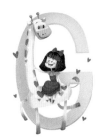
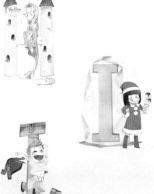
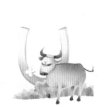
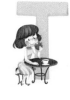
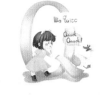

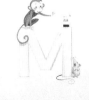

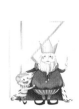
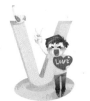
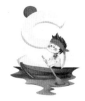

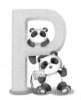
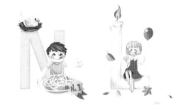

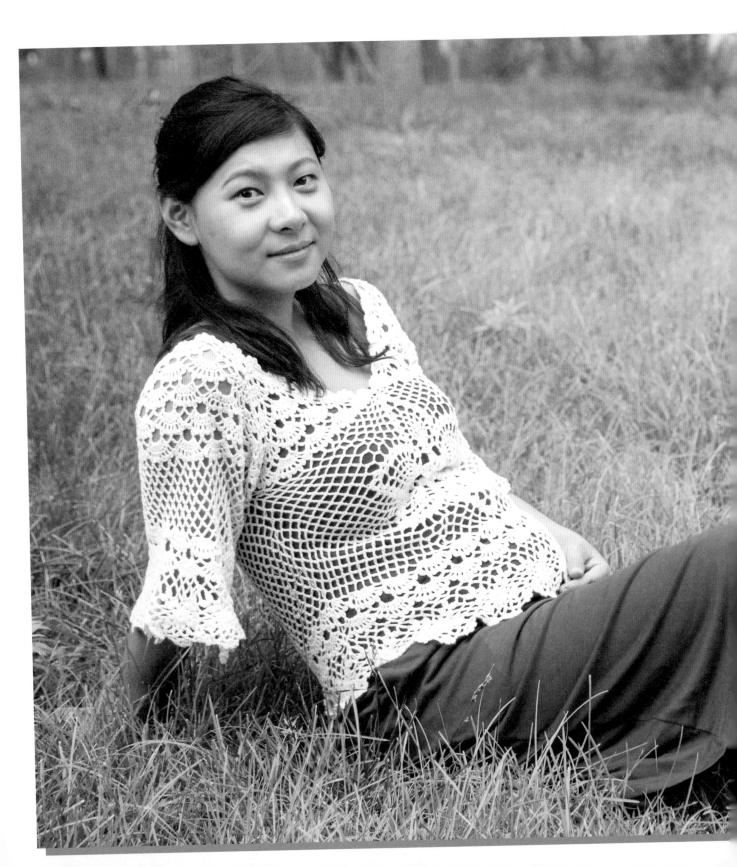

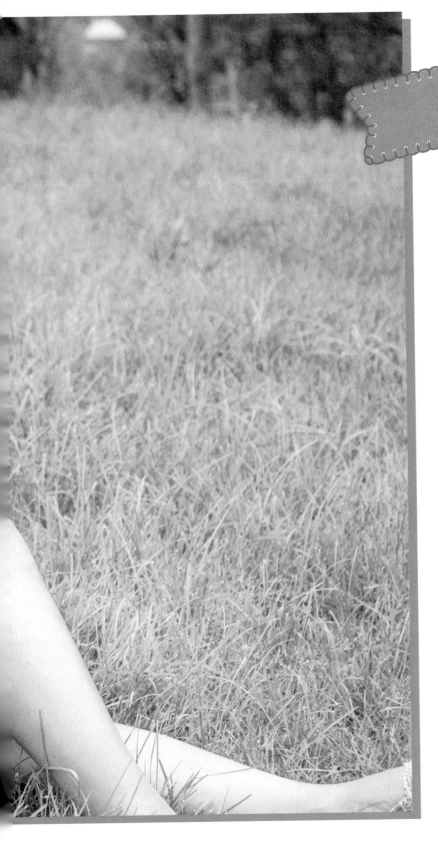

胎宝宝在孕妈妈肚子里一天天长大，也能做各种各样的活动了，高兴的时候还会翻跟头呢！本月末，孕妈妈可能就会感觉到胎宝宝的"大动作"了。这是胎宝宝和爸爸妈妈打招呼呢！胎宝宝很喜欢准爸爸的声音，因此，准爸爸本月就多陪孕妈妈散散步，多给胎宝宝讲讲外面的世界吧。

准爸爸本月需留意的数据

告别了孕早期的孕吐，胎宝宝也在腹中安然度过了流产高峰期，孕妈妈的身体和心情都舒畅起来了。可是，接下来还有很多小烦恼需要去面对，准爸爸要留心。

30 分钟

孕妈妈除了可以通过合理饮食来补钙，还要保证每天至少晒太阳 30 分钟，以获取维生素 D，增加钙的吸收。

4 个月

在怀孕的第 4 个月开始进行妊娠纹的防护正合适，如果孕妈妈还没有护理的意识，准爸爸可以提醒孕妈妈开始着手预防了。

200 克

如果孕妈妈出现牙龈出血，准爸爸要叮嘱孕妈妈每天吃不同种类的水果 200 克，以补充维生素 C，并定期进行口腔检查。

5 分钟

孕妈妈每天早晚用双手按摩乳房 5 分钟，乳房会更有弹性。

300~400 克

孕妈妈现在胃口变好，但也不能大吃特吃，本月每周增加体重 300~400 克就好。

用心感受
宝贝和妻子的变化

你的宝贝：能聆听声音了

准爸爸，你知道吗？孕妈妈腹中的这个小家伙已经能够聆听声音了，虽然他的耳朵还没有发育完全，但是如果皮肤有了震动，他就会产生反应。胎宝宝现在已经能"动手动脚"，弯曲、伸展手和脚的各个关节了。你可以和他对话了，他会很热情地招呼你呢！

第 13 周　　第 14 周　　第 15 周　　第 16 周

宝宝有话跟老爸说 爸爸，你在陪妈妈产检时看到我的样子了吗？是不是一个漂亮的胖娃娃？我正在迅速地长大呢，因为你做的饭菜太好吃了，每天都会忍不住吃好多。你听听我的胎心音，就知道你把我喂得多健康了，当然这也少不了妈妈的功劳。

13 周，现在的胎宝宝已经初具人形，有 1 颗大草莓那么大了，只是还有一些细节有待发育。比如，肺还没有发育成熟，眼睛和耳朵正在向正常的位置移动，生殖器官也在继续生长。

草莓

14 周，胎宝宝现在的变化可谓是日新月异，胎宝宝像个李子那么大，现在的胎盘已经是胎宝宝食物的供应基地。他的头发开始生长了，神经系统的作用也开始发挥到位。

李子

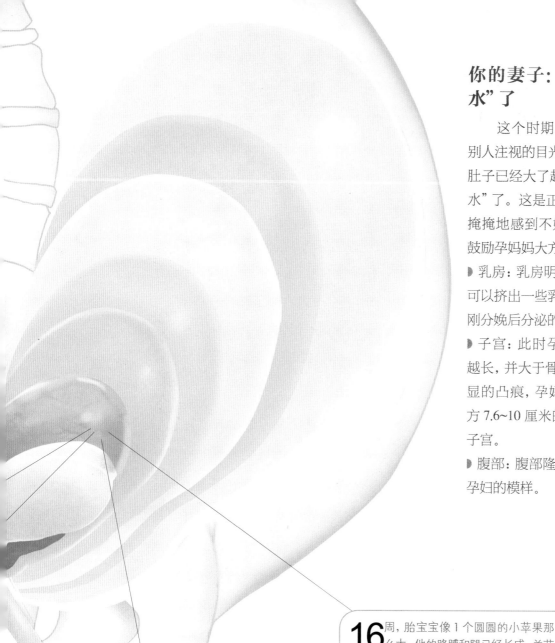

你的妻子：开始"显山露水"了

这个时期，孕妈妈会感受到别人注视的目光了，因为孕妈妈的肚子已经大了起来，开始"显山露水"了。这是正常现象，不必遮遮掩掩地感到不好意思。准爸爸要鼓励孕妈妈大方晒出自己的幸福。

▶ 乳房：乳房明显增大，乳头已经可以挤出一些乳汁了，看上去就像刚分娩后分泌的初乳。

▶ 子宫：此时孕妈妈的子宫越来越长，并大于骨盆，肚脐下会有明显的凸痕，孕妈妈可以在肚脐下方 7.6~10 厘米的位置摸到自己的子宫。

▶ 腹部：腹部隆起，看上去已经有孕妇的模样。

苹果

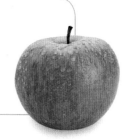

16 周，胎宝宝像 1 个圆圆的小苹果那么大，他的胳膊和腿已经长成，关节也能灵活活动，骨头在硬化，呈现出暗红色。胎宝宝的神经系统已经能指挥他协调运动了，比如翻身、翻跟头、踢脚。现在可以通过 B 超分辨出胎宝宝的性别。

鸡蛋

15 周，胎毛已经布满胎宝宝的全身，并辅助他调节体温。眉毛也和头发一样在零星地生长，听觉器官还在发育之中，他能通过羊水的震动感受到声音，听到妈妈的心跳。透过薄薄的皮肤可以看见他的血管，能看出腿比胳膊长。胎宝宝现在像 1 枚鸡蛋那么大。

陪孕妈妈做产检

孕期，由于生理和心理变化的影响，孕妈妈会经常不记得一些事情，可能医生前面刚叮嘱完，一会儿孕妈妈就忘记了。因此，准爸爸在陪检时，要把需要注意的事项记录下来，监督孕妈妈照做。

本月产检项目

▶ 体重检查：若怀孕期间每周平均体重增加超过 0.5 千克时，多有水肿或隐性水肿。

▶ 血压检查：检测孕妈妈是否患有高血压或低血压。

▶ 水肿检查：如果出现下肢水肿，指压时有明显凹陷，休息后水肿不消退时，建议赶紧测量血压，以防妊娠高血压综合征。

▶ 唐氏综合征筛查（简称唐氏筛查）：唐氏筛查是化验孕妈妈血液中的甲胎蛋白（AFP）、人绒毛膜促性腺激素（HCG）、游离雌三醇（uE3）和抑制素 A（Inhibin-A）的浓度，并结合孕妈妈的年龄，运用计算机精密计算出孕妈妈怀有唐氏综合征胎宝宝的概率。

▶ 测量宫高、腹围：测量宫高和腹围是最直接获得胎宝宝生长数据的方式。每次产检时都要测量宫高及腹围，测量方法都是一样的。

▶ 尿常规：便于医生了解肾脏的情况。

▶ 血常规：例行检查，随时监测孕妈妈身体状况。

注：以上产检项目可作为孕妈妈产检参考，具体产检项目以医院及医生提供的建议为准。

产检前你需要做的准备

产检时间又到了，准爸爸提前了解一下孕妈妈需要做哪些准备，让产检更省时。

1 做唐氏筛查的小秘密

唐氏筛查能有效降低唐氏综合征胎宝宝出生的概率，是孕妈妈必做的产前检查项目。唐氏筛查时需要空腹抽血，前一天晚上 10 点以后不要吃东西、喝水，需要提醒的是有些医院并没有做唐氏筛查的资质，准爸爸要提前了解。

2 做白带检查前的准备

孕妈妈在做白带检查前一天应避免同房。前 3 天还要避免冲洗阴道，否则会影响检查结果。检查前一天可用清水适当清洗一下外阴，并注意饮食，不要吃过多油腻、不易消化的食物，不饮酒，不要服用对肝、肾功能有损害的药物。

3 不要惧怕羊膜腔穿刺

如果医生建议孕妈妈做羊膜腔穿刺以进一步确认胎宝宝的健康状况，就需要配合医生，不要一听到"穿刺"就胆战心惊，害怕损伤胎宝宝。化验结果 15 天左右才出来，准爸爸可以为孕妈妈提前预约检查时间，等待期间心态要平和，不要太急躁。

听专家说产检报告单

本月，除了一些常规产检项目，如血常规、尿常规、血压、体重、白带检查等，胎宝宝满 16 周后，要进行唐氏筛查，如果结果不太理想，还可能会做羊膜腔穿刺检查。孕妈妈和准爸爸拿到产检报告单如果看不懂，不要担心，听听专家怎么说。

看懂你的唐氏筛查报告单

唐氏筛查是一项排畸检查，但唐氏筛查只能筛检出 60%~70% 的唐氏综合征患儿，并且只能判断胎宝宝患有唐氏综合征的概率，不能明确胎宝宝是否患上唐氏综合征。如果是高危，可通过进行羊膜腔穿刺或绒毛活检进一步确定。唐氏综合征的发生率随母亲年龄的增长而升高，一般来说，母亲年龄超过 35 岁，生出唐氏儿的概率可高达 1/350。高龄孕妈妈不可忽略此项检查。

HCG：人绒毛膜促性腺激素的浓度，医生会将这些数据连同孕妈妈的年龄、体重及孕周通过计算机测算出胎宝宝患唐氏综合征的危险度。

AFP：是女性怀孕后胚胎肝细胞产生的一种特殊蛋白，作用是维护正常妊娠，保护胎宝宝不受母体排斥（起保胎作用）。这种物质在怀孕第 6 周就出现了，随着胎龄增长，孕妈妈血中的 AFP 含量越来越多，最多时可达 1 毫克 / 毫升。胎宝宝出生后，妈妈血中的 AFP 含量会逐渐下降至 20 微克 / 毫升（相当于健康人的正常含量）。

危险度：是一个比值，一般来讲，这个比值低于 1/270，就表示危险度较低，胎宝宝患唐氏综合征的概率很低。但筛查也有假阴性。

结果："低风险"即表明低危险，孕妈妈大可放心。但万一出现"高危"字样，孕妈妈也不必惊慌，因为高风险人群中也不一定都会生出唐氏儿，这还需要进行羊水细胞染色体核型分析确诊。

看懂你的白带检查报告单

白带检查主要包括阴道清洁度、微生物检查（真菌、滴虫、淋球菌等项）。

阴道滴虫可引起泌尿系统感染；真菌可在阴道黏膜表面形成白膜，顺产的宝宝接触到白膜，容易引起鹅口疮；淋球菌能迅速传染给宝宝，令宝宝患淋菌性眼结膜炎，如治疗不及时容易导致失明。此外，孕期如有阴道炎，容易造成胎膜早破，引起早产、流产、胎宝宝宫内感染。因此，孕妈妈做白带检查很有必要。阴道清洁度常用 pH 来表示，正常时 pH 为 4.5，患有滴虫性或细菌性阴道炎时白带 pH 可大于 5 或 6。

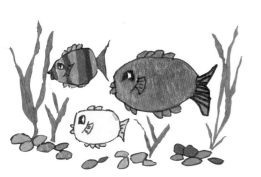

检验报告单

细菌性阴道病,阴道分泌物常规,淋病

| 姓名 NAME： | 性别 SEX： 女 | 年龄 AGE： | 临床诊断 CLI. IMP.： | 编号 LAB. NO.： 20121212 R 168 R |
| 科别 DEPT.： | 床 号 BBD NO.： | | 住院/门诊号 I.P./O.P. NO.： 000057831 | 标本 SPBCI.： |

分析项目		结果	参考范围	单位
清洁度	清洁度	II	I ~ II 度	
滴虫	滴虫	未检出阴道滴虫	未检出	
霉菌	霉菌	未检出念珠菌	未检出	
细菌性阴道病	BV	阴性(-)	阴性(-)	
淋病	淋病	阴性(-)	阴性(-)	

准爸爸私人订制小厨房

孕中期是准爸爸大显厨艺的好时机，这时候孕妈妈的孕吐反应已经减轻或消失，胃口好了起来，而且身体也需要更多的营养和能量来支持胎宝宝的快速发育。每天为孕妈妈做一些可口的菜肴，保障她和胎宝宝的营养需求，是每个好爸爸都应该做的。

胎宝宝所需重点营养素

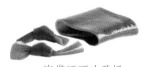

海带还可为孕妈妈抵挡辐射。

碘　促进甲状腺发育

供给量： 孕妈妈要加强碘的补充。一般情况下，孕妈妈每天需要摄入碘 175 微克，相当于每日食用 6 克碘盐。如果孕妈妈尿碘含量低于 100 微克／升，则要加大含碘食物的摄入，同时必须在医生的指导下，采用正确剂量进行补充，以防止碘摄入量过多。

食物来源： 除碘盐外，富含碘的食物主要为海带、紫菜、海虾、海鱼、海参、海蜇、蛤蜊等海产品，另外，红薯、山药、大白菜、菠菜、鸡蛋、胡萝卜中也含有碘，可适当多吃一些。

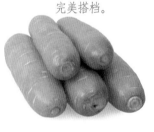

胡萝卜和油脂是完美搭档。

β-胡萝卜素　促进胎宝宝骨骼发育

供给量： 本月胎宝宝腿的长度会超过胳膊，这就意味着孕妈妈要适当摄取 β-胡萝卜素了。被誉为"健康卫士"的 β-胡萝卜素，能够保护孕妈妈和胎宝宝的皮肤细胞和组织健全，特别能保护胎宝宝视力和骨骼的正常发育。

食物来源： β-胡萝卜素主要存在于深绿色或红黄色的蔬菜和水果中，如：胡萝卜、西蓝花、菠菜、空心菜、红薯、芒果、哈密瓜等。一般来说，越是颜色鲜艳的水果或蔬菜，含 β-胡萝卜素越丰富。准爸爸在为孕妈妈做营养餐时，可适当增加黄绿色蔬菜的量。

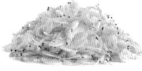

适当吃些虾皮，有利于胎宝宝骨骼发育。

钙和维生素 D　为宝宝拥有一口好牙做准备

供给量： 现在是胎宝宝长牙根的时期，对钙的需求量增加。如果供给不足，胎宝宝就会抢夺母亲体内储存的钙；严重缺乏钙时，胎宝宝也容易得"软骨病"。因此，继续补充维生素 D 和钙质，对于宝宝拥有一口好牙极其重要，同时也有利于其骨骼发育。

食物来源： 含钙质丰富的食物有奶类及其制品、虾皮、芝麻酱、黄豆、萝卜缨等，另外孕妈妈还可以多食用富含维生素 D 的食物，以促进钙质的吸收，如鱼肝油、动物肝脏、蛋黄、奶类（脱脂奶除外）、鱼、虾、口蘑、白萝卜等。

本月饮食宜忌

宜饮食均衡

　　进入孕中期，孕妈妈会觉得身体舒服多了，孕吐减轻，有精神了，也有胃口了，这时就好好地享受美食吧。在享受美食的同时还要认真了解各种食物的营养含量，注意饮食均衡，既不能营养不良，也不要营养过剩，而且更要满足胎宝宝的成长需要。多样化的食物所含有的营养也是多样化的，准爸爸了解一下富含铁、维生素D、碘、叶酸、B族维生素和锌的食物都有哪些吧。

补血的富含铁的食物	动物肝脏、红枣、菠菜
补钙的富含维生素D的食物	牛奶、豆腐、鱼、虾皮、芥菜、西蓝花、芝麻酱
胎宝宝甲状腺生长需要的富含碘的食物	海产品
预防胎宝宝畸形的富含叶酸的食物	动物肝脏、绿叶蔬菜、香蕉
增加食欲的富含B族维生素和锌的食物	小麦胚芽、大豆、花生、黑米、鸡肝、鱼类、虾、贝及海藻类

宜用食物预防妊娠斑

　　约1/3的孕妈妈会产生妊娠斑，但没必要太担心，等宝宝出生后会自然淡化、消失的。妊娠斑防治的好方法就是补充维生素。含有丰富维生素的蔬菜水果如猕猴桃、番茄、草莓等，及富含维生素B_6的奶制品，对于预防妊娠斑都非常有效。准爸爸可以将这些蔬菜水果榨成汁给孕妈妈喝，也可以将酸奶与水果混合，做成酸奶水果捞，预防妊娠斑效果更好。

不宜过量补充水果

　　不少孕妈妈喜欢吃水果，甚至还把水果当蔬菜吃。有的孕妈妈为了生个健康、漂亮、皮肤白净的宝宝，就在怀孕期间拼命吃水果，她们认为这样既可以充分补充维生素，将来出生的宝宝还能皮肤好，其实这是片面的、不科学的。虽然水果和蔬菜都有丰富的维生素，但是两者还是有本质区别的。水果中的膳食纤维成分并不高，但是蔬菜里的膳食纤维成分却很高。过多地摄入水果，而不吃蔬菜，直接减少了孕妈妈膳食纤维的摄入量，还可能引发妊娠糖尿病。

不宜用饮料代替白开水

　　白开水是补充人体水分的最佳选择，有利于人体吸收，且极少有副作用。果汁、饮料含有较多的糖及其他添加剂和大量的电解质。这些物质能在胃里停留较长时间，对胃产生许多不良刺激，不仅直接影响消化和食欲，而且会增加肾脏过滤的负担，影响肾功能。同时摄入过多糖分还容易引起肥胖。因此，准爸爸不要纵容孕妈妈只喝饮料，还是要以白开水为主。

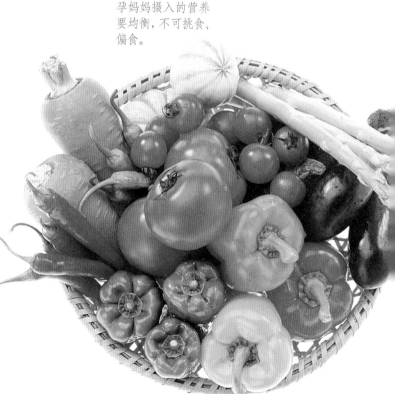

孕妈妈摄入的营养要均衡，不可挑食、偏食。

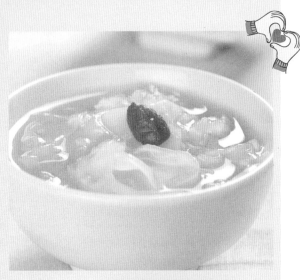

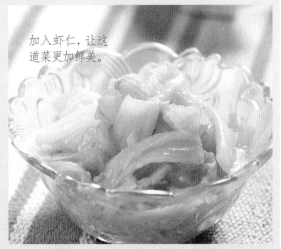

加入虾仁，让这道菜更加鲜美。

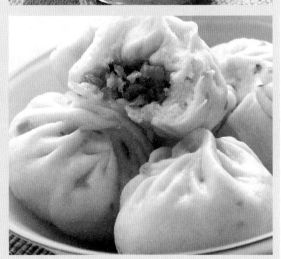

爱心营养餐

荸荠银耳汤

原料： 荸荠 4 个，银耳 1 朵，高汤、枸杞子、冰糖、盐各适量。

做法： ①荸荠去皮洗净，切薄片，放清水中浸泡 30 分钟，取出沥干备用。②银耳用温水泡开，洗去杂质，用手撕成小块；枸杞子泡软，洗净。③锅置火上，放入高汤、银耳块、冰糖煮 30 分钟，加入荸荠片、枸杞子和盐，用小火煮 10 分钟，撇去浮沫即可。

营养功效： 银耳中的维生素 D，可以促进钙的吸收。

虾仁娃娃菜

原料： 娃娃菜 1 棵，虾仁 4 只，高汤、盐、香油各适量。

做法： ①娃娃菜洗净，剥成小片，焯水备用；虾仁洗净备用。②锅内倒入适量高汤，大火烧开后放入娃娃菜，开锅后加入虾仁，大火滚煮片刻，加入适量盐。③最后淋上香油即可。

营养功效： 虾仁含丰富的优质蛋白质、维生素 A、维生素 B_1、维生素 B_2，有利于胎宝宝此阶段各个器官的快速发育。它与娃娃菜同食，更是美味又营养。

猪肉酸菜包

原料： 面粉 500 克，猪肉馅 350 克，酸菜 50 克，猪油 20 克，酵母粉、香油、酱油、盐、葱花、姜末各适量。

做法： ①酸菜洗净，切成丝；炒锅放猪油烧热后，将猪肉馅翻炒断生，加酱油、盐炒匀，出锅晾凉，再加葱花、姜末、香油及酸菜丝拌匀成馅。②将面粉和适量酵母粉混合，加水和成面团，饧发片刻，取出面团揉匀，搓成长条，切成 50 克左右 1 个的面团，分别用面棍擀成中间厚、边缘稍薄的圆皮，放入调好的馅，捏成圆形，上笼蒸 20 分钟即可。

营养功效： 酸菜能够醒脾开胃，增进食欲，但是食用要适量。

鲫鱼丝瓜汤

原料：鲫鱼 1 条，丝瓜 1 根，姜片、盐各适量。

做法：①鲫鱼去鳞、去腮、去内脏，洗净，切块。②丝瓜去皮，洗净，切成段。③锅中放入清水，把丝瓜段和鲫鱼块一起放入锅中，再放入姜片、盐，先用大火煮沸，后改用小火慢炖至鱼熟，即可食用。

营养功效：丝瓜富含 B 族维生素和维生素 C，有利于保护胎宝宝视力；鲫鱼富含蛋白质，可为本月胎宝宝神经元的形成和发育提供营养。

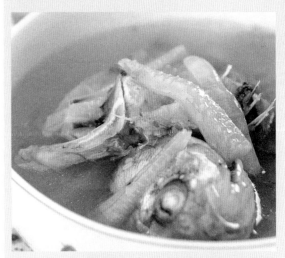

凉拌空心菜

原料：空心菜 150 克，蒜末、盐、香油各适量。

做法：①空心菜洗净，切段。②水烧开，放入空心菜段，滚三滚后捞出沥干。③蒜末、盐与少量水调匀后，再浇入热香油，和空心菜段拌匀即可。

营养功效：空心菜中膳食纤维含量极为丰富，可为孕妈妈轻松排毒，同时富含胡萝卜素，能够有效提高胎宝宝视力。

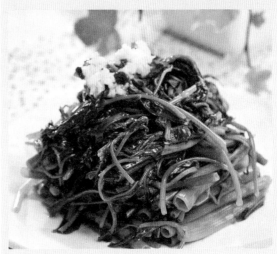

清蒸大虾

原料：虾 6 只，葱花、姜、料酒、醋、酱油、香油、高汤各适量。

做法：①虾洗净，去脚、须，择除虾线；姜洗净，一半切片，一半切末。②将虾摆在盘内，加入料酒、葱花、姜片和高汤，上笼蒸 10 分钟左右；拣去姜片，然后装盘；用醋、酱油、姜末和香油调成汁，供蘸食。

营养功效：虾含丰富的优质蛋白质、维生素 A、维生素 B_1、维生素 B_2，有利于此阶段胎宝宝各个器官的快速发育。

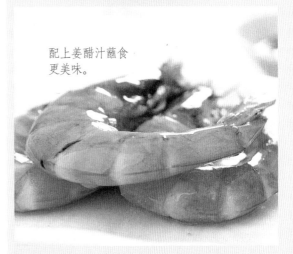

配上姜醋汁蘸食更美味。

管住嘴，迈开腿

这个月孕妈妈不再受妊娠反应的困扰，胃口变好了，就开始大吃特吃，恨不得将自己吃过的、没吃过的珍馐美味都吃一遍，准爸爸为了胎宝宝，也不断为孕妈妈加餐，但是胎宝宝并没有把所有的营养都吸收，反而是孕妈妈的体重直线飙升。为了孕妈妈自己和胎宝宝的健康，孕妈妈要管住嘴——合理进食，迈开腿——适当运动。

吃东西不要狼吞虎咽

孕妈妈进食切忌狼吞虎咽。孕妈妈进食是为了充分吸收营养，保证自身和胎宝宝的营养需要，但狼吞虎咽会让食物不经过充分咀嚼就进入胃肠。不经过充分咀嚼的食物，一方面没有与唾液充分接触，另一方面胃还没来得及分泌足够的胃液消化食物。为了消化大块食物，胃不得不分泌比一般情况下多得多的消化液来完成这一艰巨的任务。如果日复一日这样工作，胃就会因胃酸过多而患上胃炎，甚至胃溃疡。

孕妈妈狼吞虎咽还会导致体重超标。因为吃东西的速度过快，明明所摄取的食物分量已经足够了，可是大脑却还没接到饱食信号，所以在"不知饱"的情况下，会不知不觉地继续吃喝，热量摄入过多，自然会发胖。

所以吃饭过快的孕妈妈一定要放慢速度，把吃一顿饭的时间延长至 20~30 分钟，这样不但吸收好，还不容易发胖哟！

准爸爸积极参与，孕妈妈更健康

孕妈妈越来越不喜欢运动了，像只小懒猫，准爸爸这时可不能心软，任由孕妈妈吃了睡、睡了吃，要和孕妈妈一起动起来。

1 监督孕妈妈做运动

随着体重的增加，孕妈妈肚子越来越大，身体懒懒的，不愿意运动。这时，准爸爸可要做好监督和陪练的工作。因为孕妈妈进行适当的运动既能控制体重，还能改善孕期的各种不适。早上起床后，或者晚饭后，陪妻子做做孕妇操或瑜伽，就能起到锻炼的作用。

2 跳几支舒缓的舞

如果准爸爸和孕妈妈会跳舞的话，就一起跳几支慢舞吧，在优雅、轻松的音乐声中不仅让孕妈妈运动了身体，还能改善心情。但要注意舞蹈的动作不能过于激烈，否则很容易出危险，那些轻柔、舒缓的动作是最合适不过的。

3 一起去旅行吧

孕妈妈的身体比孕早期舒适了很多，而且目前孕妈妈的腹部还不是特别大、特别重，行动还算比较方便。如果身体状况允许，是可以出门旅行的。准爸爸准备好旅行的必备用品，陪孕妈妈一起去散散心吧，记得照顾好孕妈妈，别让她太疲惫。

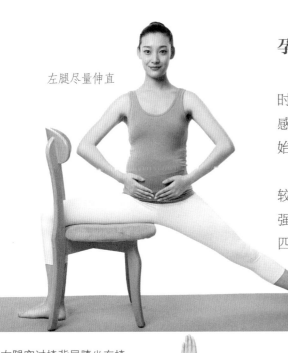

左腿尽量伸直

孕妇体操——减轻腹部的沉重感

　　孕 13~16 周，恭喜孕妈妈开始迎来了孕期当中最舒适的时期，妊娠反应已经远离你，而且敏感的孕妈妈可能在某一天，感觉到了胎宝宝第一次跟你打招呼——胎动，所以从这时开始你的运动不再孤单了，因为有个小小的他在陪伴着你。

　　这一时期的运动量可适当增加，因为孕妈妈的身体处于较舒适的状态，而且摄入的热量较多，孕妇体操可以很好地强健骨盆，同时提高身体的代谢率。练习频率可增加为 1 周四五次，频率增加的同时也要注意练习后的休息放松。

1.右腿穿过椅背屈膝坐在椅子上，左腿伸直。

2.左腿内旋，将骨盆的右侧向前推送，尽量做到骨盆两侧平行，双手扶住椅子两侧，保持身体的平衡，尽量向前延展。

感觉腹部拉伸明显要立即停止

3.可选择性地将手臂向上伸起，但如果感觉到腹部肌肉拉伸明显的话，请不要上举。此体式在一侧保持 5 组呼吸后换另外一侧。

准爸爸随堂小测验（每小题 20 分）

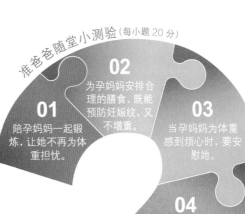

01
陪孕妈妈一起锻炼，让她不再为体重担忧。

02
为孕妈妈安排合理的膳食，既能预防妊娠纹，又不增重。

03
当孕妈妈为体重感到烦心时，要安慰她。

04
看孕产育儿的书籍，了解孕育的全过程。

05
尽量不出去应酬，每天多陪陪孕妈妈。

80~100 分
棒棒哒，再接再厉！

60~80 分
及格啦，继续努力！

<60 分
要做好榜样呦！

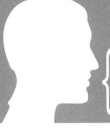

督促孕妈妈
保护宝宝的"粮袋"

准爸爸在平时督促孕妈妈爱护乳房，不仅能让妻子的乳房更健康，还能为今后给宝宝进行母乳喂养，打下良好的基础。适当的孕期乳房护理能够促进分娩后的泌乳，同时还能够改善皮肤弹性，防止乳房松弛下垂。准爸爸要在孕妈妈偷懒或忘记的时候，监督她、提醒她，共同为保护好宝宝的"粮袋"做出努力。

开始做乳房护理

孕期对乳房多关注一点点，会让你在母乳喂养之路上前行一大步。对，就是这么简单而神奇！适当的孕期乳房护理能够帮助你的乳腺发育，疏通乳腺管，从而促进分娩后的泌乳。同时孕期乳房护理能够改善皮肤弹性，防止乳房松弛下垂。

孕期乳汁异常要警惕

从孕早期开始乳腺就受激素作用在增长了，到了孕中晚期增长的速度会加快。有一些孕妈妈会在孕中晚期发现有乳汁分泌，这是很正常的。不过仍要小心乳头上是否有其他不正常的非乳汁液体流出来，这可能表示有潜在的乳房疾病。

乳房护理分步走

孕妈妈都知道为了维持正常而又美观的乳房外形，无论是孕期还是哺乳期都必须要戴文胸，那么除了戴文胸还有哪些乳房护理的方法呢？

1 经常按摩

孕中期时，孕妈妈要经常按摩乳房，方法为：由乳房周围向乳头旋转按摩。每天早晨起床和晚上睡觉前，分别用双手轻柔按摩5~10分钟，不仅可以缓解孕期乳房的不适和为哺乳期做准备，还能在产后使乳房日趋丰满而有弹性。

2 每天清洁

清洁乳房不仅可以保持乳腺管的通畅，还有助于增加乳头的韧性、减少哺乳期乳头皲裂等并发症的发生。如果乳房开始有些许乳汁分泌出来，并在乳头上结成痂，要每天用温水（不用香皂）清洗。清洗后，手指涂上橄榄油，捏住乳头轻捻，可滋润乳头的皮肤。

3 坚持护理

随着时间的增加，孕妈妈的乳房不断增大，可能出现胀痛或溢乳的情况，在日常生活中采取一些措施，是能够缓解这些状况的。如果乳房胀得难受，可以每天用毛巾热敷。热敷的同时进行轻柔的按摩，以促进胸部血液循环和乳腺的发育。

帮妻子准备孕妇文胸

怀孕时，乳房是从下半部往外扩张的，增大情形与普通文胸比例不同，所以最好选用孕妇专用文胸，这类文胸多采用纯棉材料，且罩杯、肩带等都经过特殊的设计和处理，一般不会压迫乳腺组织和乳头。另外，准爸爸尽量为孕妈妈选择透气性好的文胸，如果两面都能透气就更好了。还有一种文胸是带按摩功能的，罩杯内侧的按摩颗粒随着孕妈妈的运动和体温的变化而对乳房起到按摩的作用。临近预产期，准爸爸还要提醒孕妈妈要准备好哺乳文胸，方便哺乳。

从怀孕到分娩，孕妈妈应根据乳房的变化随时更换不同尺寸的文胸，不能一个尺码用到底。

怀孕期间乳房的重量增加，下胸围加大，最好穿有软钢托的文胸，可防止日益增大的乳房下垂，而且也不像硬钢托那样压迫乳房。另外，孕妈妈选对文胸后也要正确地穿戴文胸，才能最大限度地保护乳房。

纠正乳头凹陷

先天形成的乳头凹陷很可能会影响乳汁的顺畅排出，从而影响产后的哺乳，因此要在孕期及时纠正。在孕中期，孕妈妈可将拇指和食指相对地放在乳头左右两侧，缓缓下压并由乳头向两侧拉开，牵拉乳晕皮肤及皮下组织，使乳头向外突出，重复多次。随后捏住乳头向外牵拉。每日2次，每次5分钟。或者用一手托住乳房，另一手的拇指和中指、食指抓住乳头转动并向外牵拉，每日2次，每次重复10~20次。

由于刺激乳头时可能会引起孕妈妈的子宫收缩，过早进行纠正的话有可能会引起流产、早产，所以孕妈妈一定要在保证进入孕中期之后再进行纠正。

文胸的正确穿戴方法

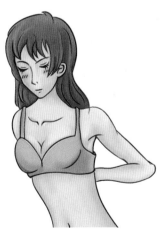

1. 将上身向前弯曲45°，让乳房自然恰当地倾入罩杯内，再扣上背扣。

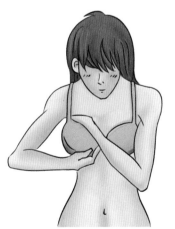

2. 用手将乳房完全托住放入罩杯，并把胸部侧边的肌肉充分推入罩杯内。

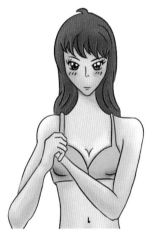

3. 肩带调至适当长度，肩部感觉自然舒适无压力即可。

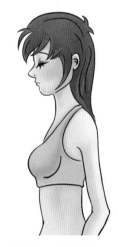

4. 调整背部的横带和胸前罩杯位底部成水平。

准爸爸胎教大课堂

准爸爸每天为孕妈妈播放一段抒情、愉悦的音乐，或者讲一个动听、奇幻的小故事，能让孕妈妈放松身心、摆脱压力，保持愉悦的心情，还能促进胎宝宝的发育。

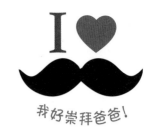

我好崇拜爸爸！

故事胎教:《想要环游世界的小老鼠》

胎宝宝现在正在孕妈妈的肚子里环游世界呢！伸伸小胳膊、踢踢小腿，竖起那小耳朵听听外面的声音，他在里边玩得很开心。

小老鼠买了一个大气球，又在下面绑了一个箩筐，做成了气球飞船。

小老鼠来到池塘边，找到了小青蛙:"小青蛙，我们一起乘坐气球飞船去环游世界吧。"

"不好意思，气球飞得太高了，我害怕，你还是和别人一起去吧。"说完，小青蛙跳进水里不见了。

小老鼠又找到了小刺猬。"我身上有这么多刺，一不小心就会把你的气球飞船扎坏，你还是找别人吧。"说完，小刺猬变成一个小刺球，咕噜咕噜地滚下了山坡。

小老鼠又找到了小鼹鼠和小松鼠，可是，他们都不愿意去。小老鼠发愁了。是呀，一个人环游世界多闷哪，连个说话的人都没有！

"嗵嗵嗵——"一只狮子跑了过来。

"小老鼠，听说你要环游世界？我们一起去吧。"狮子兴奋地说。

"可你太大了呀，我的气球飞船根本装不下你。"小老鼠为难了。

狮子大笑着说:"没关系，我们做一个更大的气球飞船就行了。"

于是，小老鼠和狮子一起动起手来。没过多久，一个很大很大的气球飞船便做成了。小老鼠和

狮子准备了很多吃的东西和水，坐上气球飞船出发了。

飞呀飞，他们的气球飞船飞得又快又稳。

飞呀飞，他们边看风景边唱歌，开心极了！

听说，他们现在已经去了三十多个国家。在不远的将来，他们还打算建造一艘宇宙飞船，到月球和火星上去看看呢。

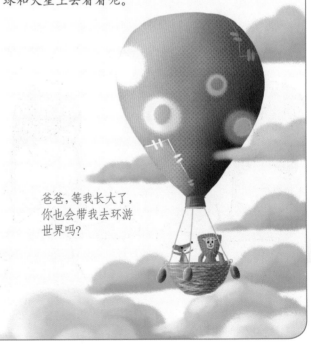

爸爸，等我长大了，你也会带我去环游世界吗?

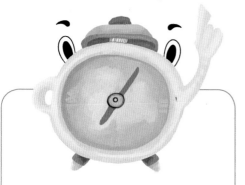

音乐胎教:《钟表店》

《钟表店》是德国作曲家查理·奥尔特的作品,为孕妈妈和胎宝宝讲述了一个古老钟表店的故事。一个美丽的早晨,钟表店的大门打开了,钟表们开始展示自己的魅力;它们都争先恐后地发出声音并唱出好听的歌来,希望能得到顾客的青睐。

英语胎教:《ABC Song》

学习完了字母,就来唱首字母歌吧,把这 26 个字母连起来,看胎宝宝记住了哪些? 准爸爸和孕妈妈一起唱,一边唱一边用手摆出字母的形状,是不是感觉又回到了学生时代?

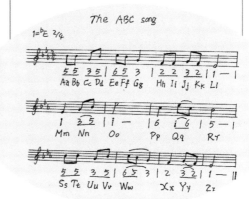

知识胎教: 为什么月亮总在不停地变化

为什么月亮总会偷偷地改变,有时候像香蕉一样弯弯的,有时候又像脸盆一样圆圆的呢? 这可是一个棘手的问题,宝宝你想知道吗?

月亮既不会发光也不会发热,我们之所以能看到皎洁的月光,完全是因为它反射了太阳的光芒。月亮围着我们生活的地球不断地旋转。如果月亮绕到了地球和太阳中间,月亮正对着地球的那一面就完全照不到太阳光,就不会发光,我们也就看不到它了。

等到月亮慢慢地转个角度,它能被太阳照到了,我们也就能看到它了。这以后,它能照到的太阳光越来越多,我们见到的月亮就越来越大。

当月亮向着地球的这一面全部照到太阳光的时候,我们就会看见一个滚圆的月亮。不过再往后,月亮向着地球的这一面,又有一部分慢慢地照不到太阳光了,于是我们看到月亮又渐渐地变小了。

就这样,月亮总是不断地循环变化着,我们看到的月亮也就总是在改变了。

语言胎教：诗歌《你是人间的四月天》

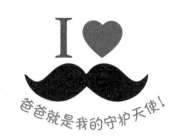

I ♥

爸爸就是我的守护天使！

四月是充满希望的季节：风轻轻的，吹绿了嫩芽；云柔柔的，在阳光下跳着轻盈的舞；雨淅淅沥沥的，吻开了花朵……一切都是那么有爱，那么生机勃勃！胎宝宝正如这人间四月天，是准爸爸孕妈妈的爱，是暖，是希望！

你是人间的四月天

我说你是人间的四月天，
笑响点亮了四面风，
轻灵在春的光艳中交舞着变。
你是四月早天里的云烟，
黄昏吹着风的软，
星子在无意中闪，
细雨点洒在花前。
那轻，那娉婷 (pīngtíng)，你是，
鲜妍百花的冠冕你戴着，
你是天真，庄严，
你是夜夜的月圆。
雪化后那片鹅黄，你像；
新鲜初放芽的绿，你是；
柔嫩喜悦，
水光浮动着你梦期待中白莲。
你是一树一树的花开，
是燕在梁间呢喃，
——你是爱，是暖，是希望，
你是人间的四月天！

——林徽因

国学胎教：《诗经·秦风·蒹葭》

只要有爱，无论我们身处何方，总会对那份美好的情感心生柔软，无限期盼。就像现在，虽然胎宝宝还在孕妈妈肚子里，准爸爸孕妈妈还摸不着，抱不到。但是我们的情感纽带一直存在着，即使"在水一方"，只要耐心等待，终有见面的那一天。

蒹葭 (jiānjiā)

蒹葭苍苍，白露为霜。
所谓伊人，在水一方。
溯洄 (sùhuí) 从之，道阻且长。
溯游从之，宛在水中央。
蒹葭萋萋，白露未晞 (xī)。
所谓伊人，在水之湄 (méi)。
溯洄从之，道阻且跻 (jī)。
溯游从之，宛在水中坻 (chí)。
蒹葭采采，白露未已。
所谓伊人，在水之涘 (sì)。
溯洄从之，道阻且右。
溯游从之，宛在水中沚 (zhǐ)。

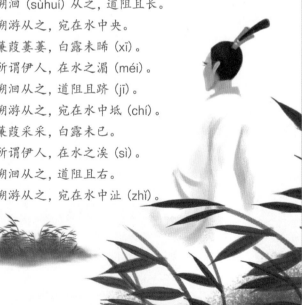

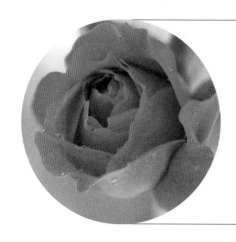

音乐胎教:《野玫瑰》

舒伯特的《野玫瑰》是他18岁时的作品,旋律中带有简朴的民谣风味,不加任何色彩,是一首非常自然的曲子,相信孕妈妈和胎宝宝都会喜欢这样清新动人的旋律的。当然,准爸爸无微不至的关爱会让孕妈妈的心情绽放得比原野上的玫瑰还要美丽。

故事胎教:《高山流水遇知音》

准爸爸有时候是不是也有一丝担心:万一宝宝出生后不喜欢我怎么办?其实,胎宝宝就是你的小知音,你看,你给他讲的故事他听得津津有味,你给他唱歌时,他还会轻轻地回应你呢!

有一年,俞伯牙出使楚国。晚上乘船到汉阳江口,看到景色非常迷人,琴兴大发,随即弹了起来。正当他沉醉在优美的琴声中时,猛然看到一个人在岸边一动不动地站着。俞伯牙吃了一惊,手下用力,"啪"的一声,琴弦被拨断了一根。俞伯牙正在猜测岸边的人为何而来,就听到那个人大声地对他说:"先生,您不要疑心,我是个打柴的,听到您在弹琴,觉得琴声绝妙,不由得站在这里听了起来。"

俞伯牙借着月光仔细一看,果然是个打柴的人。俞伯牙心想:一个打柴的樵夫,怎么会听懂我的琴呢?于是俞伯牙邀请打柴人上船,并又为他弹了几曲,请他辨识其中之意。当他弹奏的琴声雄壮高亢的时候,打柴人说:"这琴声,表达了高山的雄伟气势。"当琴声变得清新流畅时,打柴人说:"这后弹的琴声,表达的是无尽的流水。"

俞伯牙听了不禁惊喜万分,自己用琴声表达的心意,他竟然都听得懂,真是自己的知音呀,于是与打柴人钟子期结拜为兄弟。

宝宝,你就是爸爸的小知音,期待你能快点到来。

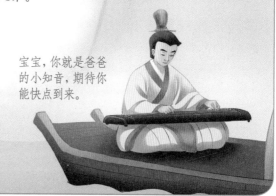

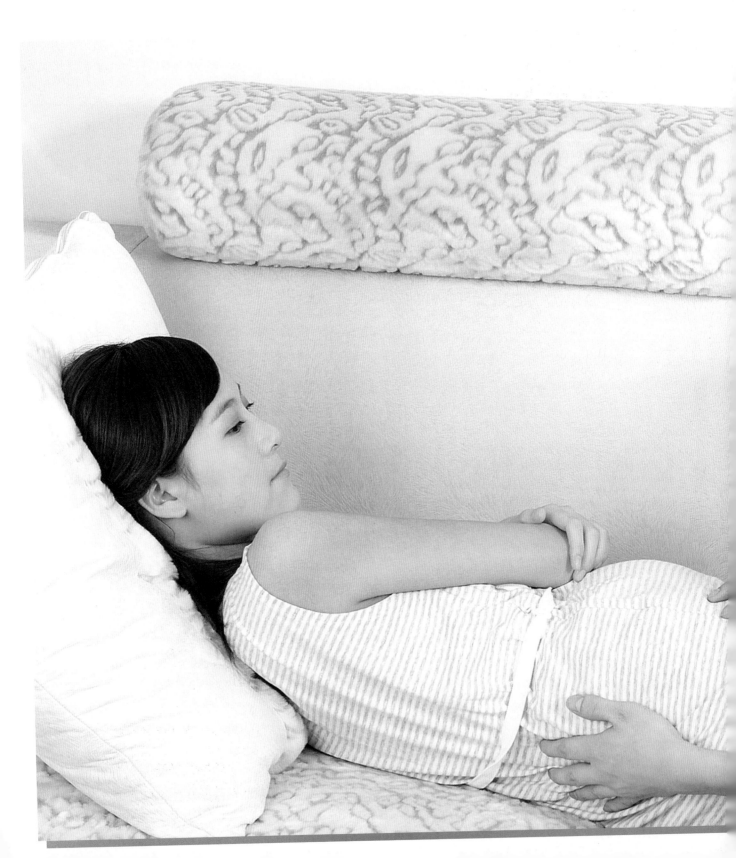

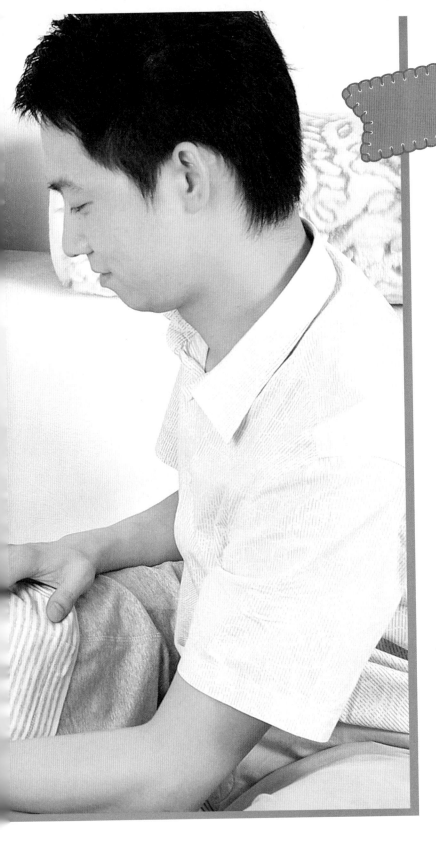

　　胎宝宝正在孕妈妈肚子里感受外面的世界呢？只不过他并不安静，一会儿"打拳"，一会儿"踢腿"，简直就是个"功夫小子"，活泼又健壮。他现在需要充足的营养来满足自己长高长壮的需要，也需要准爸爸每天为他讲故事、读诗歌……准爸爸可不要懈怠，现在正是胎宝宝身体和智力发育的重要时期，你的一言一行都影响着胎宝宝性格的养成。

准爸爸本月需留意的数据

本月，孕妈妈的肚子越来越大了，胎宝宝也发育的越来越快，需要注意的数据更多了，准爸爸如果太忙实在记不下来那么多事情，可以准备一个备忘录，把重要的事情都记在备忘录上。

8：00

上午8~12点或晚上8点，是测胎动的最佳时机，准爸爸要把握好这两个时间点，每天为孕妈妈测胎动。

15~20 分钟

大排畸检查时间通常需要15~20分钟，是一次非常重要的检查，准爸爸要提醒孕妈妈有耐心，不要着急。

<30 分钟

孕中期，孕妈妈腹部压力变大，为防止腰部疼痛、腿部水肿，白天别走太多的路，每次步行时间都应控制在30分钟以内。

20~24 周

整个孕期需要做三四次B超检查，最重要的2次分别是，孕12周进行的小排畸和孕20~24周的大排畸。这是早期发现严重畸形胎宝宝并及时终止妊娠的重要检查。

6~8 餐

孕期感觉到胀气时，可以少食多餐，减轻肠胃消化的负担。孕妈妈胀气严重时，不妨从一天吃3餐的习惯改至6~8餐，用每餐分量减少的方式来进食。

用心感受
宝贝和妻子的变化

你的宝贝：更热爱运动了

此时是胎宝宝的感觉器官发育的重要时期，味觉、嗅觉、听觉、触觉、视觉等都迅速发育。胎宝宝已经能听见并且能分辨出孕妈妈和准爸爸的声音了，他还能听声音做运动，有些声音会让胎宝宝兴奋甚至跳跃，这是胎教的最好时机。

 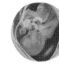

第17周　　　第18周　　　第19周　　　第20周

宝宝有话跟老爸说 爸爸，我的眼睛上长出了弯弯的睫毛，可以为眼睛"挡风遮雨"了。我知道一直以来都是你和妈妈在为我的到来忙碌，让我很温暖、很踏实，我觉得我是世界上最幸福的孩子。爸爸，你要继续努力哦，我看好你！

17 周，这一周胎宝宝的体长和体重都像1个鸭梨。他的头发、眉毛、睫毛又长出了很多，手指甲和脚趾甲也清晰可辨。他已经能对外界的声音做出反应了，有时听到有节奏的音乐还会手舞足蹈。

鸭梨

18 周，胎宝宝的肺迅速生长，肠道也开始了运动，他已经有1个大橙子那么大了。要是男宝宝，已经开始形成前列腺。这一时期的胎宝宝已经进入了活跃期，翻滚、跳跃无所不能，就像是在向孕妈妈暗示他发育完好。

橙子

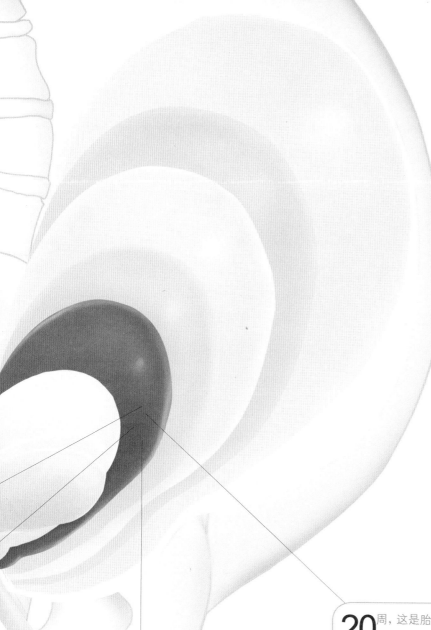

你的妻子：不再寂寞了

到了这个月，孕妈妈应该不会寂寞了，因为胎宝宝已经能与孕妈妈交流了，孕妈妈有了一个能够一起谈心的小伙伴。如果孕妈妈仔细地感觉，就能感受到宝宝的胎动。刚开始轻轻的，像微风拂过莲花；再后来，悄悄地，像鱼儿掠过水面。

▶ 乳房：乳房变得更加敏感、柔软，甚至有些疼痛。

▶ 子宫：整个子宫如成年人头部般大小，由于子宫日渐增大而挤压胃肠，影响胃肠排空，孕妈妈可能常常感到饱胀、便秘。

▶ 腹部：小腹更加突出，同时体重增加，食欲旺盛。

芒果

20周，这是胎宝宝感觉器官发育的重要时期，味觉、嗅觉、听觉、触觉、视觉等各个感觉器官的神经细胞已经入住脑部的指定位置。胎宝宝现在相当于1个芒果大小，不知道他能不能闻到芒果香甜的味道呢？

石榴

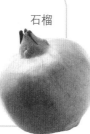

19周，胎宝宝的皮肤分泌出一种具有防水作用的胎儿皮脂，以保护胎宝宝长时间浸泡在羊水中的皮肤。还产生了一种叫作髓鞘的物质，可以保护胎宝宝身体内的所有神经。胎宝宝的体重又增长了一点点，相当于1个石榴的重量。

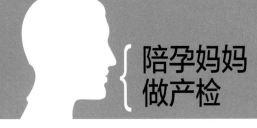

陪孕妈妈 做产检

　　许多准爸爸不愿意陪检，主要是因为大部分时候是在候诊室等待，比较无聊。其实，现在很多医院，准爸爸都有机会参与孕妈妈的产检，有可能会一起听到胎宝宝的心跳，有机会看到胎宝宝的运动、翻身，这将会给准爸爸留下深刻的印象。

本月产检项目

▶ 体重检查：通过了解孕妈妈的体重增长情况对孕妈妈进行合理的饮食指导。

▶ 血压检查：检测孕妈妈是否患有高血压或低血压。

▶ 尿常规：便于医生了解孕妈妈肾脏的情况。

▶ 听胎心音：贴在孕妈妈的腹部听胎心音，取脐部上、下、左、右四个部位听。孕妈妈的家人也可听胎心音。

▶ 胎动：胎动的次数、快慢、强弱等可以提示胎宝宝的活动状况。

▶ 测量宫高、腹围：参考这两项数值来了解胎宝宝的大小及增长情况。

▶ 血常规：例行检查，及时监测孕妈妈身体健康状况。

注：以上产检项目可作为孕妈妈产检参考，具体产检项目以医院及医生提供的建议为准。

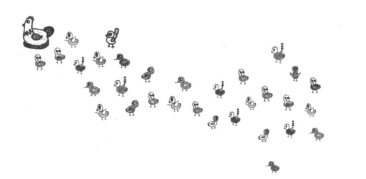

产检前你需要做的准备

　　许多孕妈妈回忆说，做 B 超时，准爸爸眼里流露出的幸福会让孕妈妈也很愉悦。那么，除了准爸爸的陪伴，还需要做哪些准备呢？

1 做 B 超前的注意事项

　　做大排畸检查之前，孕妈妈需要注意的是，检查前不需要空腹，快到你的时候，排空尿液即可。检查前，孕妈妈要保持愉悦的心情，不然会影响胎宝宝面部表情的呈现。如果胎宝宝的体位不对，无法看清面部和其他部位，可以出去走走再回来继续照。

2 测量宫高、腹围前别紧张

　　测量腹围时可以取立位或仰卧位，测量宫高一般是仰躺并排空尿液，这 2 项检查都没有疼痛感，孕妈妈不必紧张，保持平稳的呼吸即可。

3 测量胎动注意时间点

　　胎动是有一定规律的，它标志着胎宝宝在子宫内睡觉和苏醒的转换。一般在上午 8~12 点比较均匀，下午两三点最少，以后逐渐增多，晚上 8~11 点又增至最高，如果测量时胎宝宝正好睡着了，可以抚摸腹部，把胎宝宝唤醒。

听专家说产检报告单

本月产检，孕妈妈可以更加仔细地了解胎宝宝的发育状况，准爸爸和孕妈妈一起来看看怎么看懂报告单吧。

大排畸检查，能检查出什么

大排畸检查最好在孕 20~24 周做，这个时候，胎宝宝在子宫内的活动空间较大，图像显影比较清晰。太早做，影响医生的诊断；太晚的话，胎宝宝太大，在子宫内的活动空间变小，检查时不能看到胎宝宝的全部情况，且羊水较多，对成像也会有影响。

大排畸检查能够清楚地显示胎宝宝各脏器的情况，查看胎宝宝头、四肢、脊柱等是否有畸形，了解胎宝宝的生长发育情况。一般来说，大排畸检查能检查出大的畸形，像先天性心脏病、唇腭裂、水肿胎、多指（趾）、脊柱裂等畸形可以检查出来。

了解你的宫高和腹围

宫高和腹围的增长是有一定规律和标准的，每次产检都要测量宫高及腹围以估计胎宝宝的发育情况。一般从孕 20 周开始，每 4 周测量 1 次；孕 28~36 周每 2 周测量 1 次；孕 37 周后每周测量 1 次。孕妈妈也可以自己测量，方法可以参照下图，以观察胎宝宝发育与孕周是否相符。如果连续 2 周宫高没有变化，孕妈妈需去医院检查确定原因。

测量的方法如下：

▶ 宫高的测量：用卷尺测量孕妈妈从下腹耻骨联合处至子宫底间的长度为宫高。

▶ 腹围的测量：用卷尺测量孕妈妈平脐部环腰腹部的长度即可得到。

准爸爸随堂小测验（每小题 20 分）

02
学会测量宫高、腹围的方法，定期为孕妈妈测量。

01
每天为胎宝宝测胎动。

03
产检前，备点甜食，测胎动时，可以让孕妈妈吃点。

04
给孕妈妈挑选面料舒适、穿着方便又漂亮的孕妇装。

05
常提醒孕妈妈泡脚和热敷，以缓解腿脚抽筋。

80~100 分
棒棒哒，再接再厉！
60~80 分
及格啦，继续努力！
<60 分
要做好榜样呦！

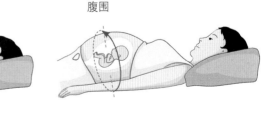

宫高

腹围

宫高的测量：从下腹耻骨联合处至子宫底间的长度为宫高。

腹围的测量：通过测量平脐部环腰腹部的长度即可得到。

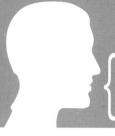

让孕妈妈做个安静的"睡美人"

准爸爸一定听过孕妈妈抱怨自己睡不好，孕期睡眠质量下降是很多孕妈妈都会遇到的问题。看着妻子辗转反侧的样子，准爸爸是不是感到很着急，又帮不上忙呢？现在就来看看该为妻子做点什么吧，让妻子也变身"睡美人"，安静地睡个觉。

哪些因素会影响孕妈妈睡眠

除了子宫压迫腹部、心情紧张外，睡前喝很多水、白天活动量少且睡眠太多、作息不规律等因素也易导致孕妈妈夜晚失眠。此时孕妈妈宜根据自己的情况，适当做出调整。

养成规律的睡眠习惯

医生会建议孕妈妈每天晚上 10 点前就睡觉，睡足八九个小时。尤其是晚上 11 点到次日凌晨 4 点这段时间内，一定要保证最佳的睡眠质量。养成有规律的睡眠习惯，晚上在同一时间入睡，早晨在同一时间起床。准爸爸要监督孕妈妈，并跟她养成同样的睡眠规律。

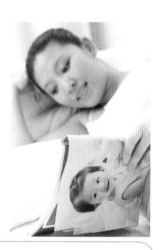

孕妈妈失眠怎么办

孕妈妈失眠先不要惊慌，也不必顾虑失眠对胎宝宝产生的影响，因为轻度失眠基本没有危害。上床后不要多想，可以运用一些使自己放松的方法，让自己进入梦乡。

① 保持正确睡姿

孕妈妈可以采取侧卧位姿势，一腿伸直，一腿屈曲，还可以在屈曲的腿下垫上枕头。这种睡眠姿势可一直持续到孕晚期。当然，孕妈妈也不要刻意保持此姿势，睡眠姿势应以孕妈妈自我感觉舒适为好。

② 白天不要睡太多

白天别睡得太多了，中午休息 1 个小时足矣，不要睡整个下午，平时要多运动，让自己有事可做，这样在晚上时才会有睡意。

③ 饮食改善睡眠

晚饭以碳水化合物食品为主，有益于改善睡眠；晚上少吃东西，尤其是甜食；在睡前喝 1 小杯热牛奶有助于睡眠。

④ 其他方法

睡前看一会儿书或做一些编织工作，孕妈妈会很容易入睡；或者睡前洗一个热水澡，缓解疲劳的同时也能让孕妈妈尽快入睡；若孕妈妈实在难以入睡，已经严重影响到身体状况，可在医生指导下适当服用药物。

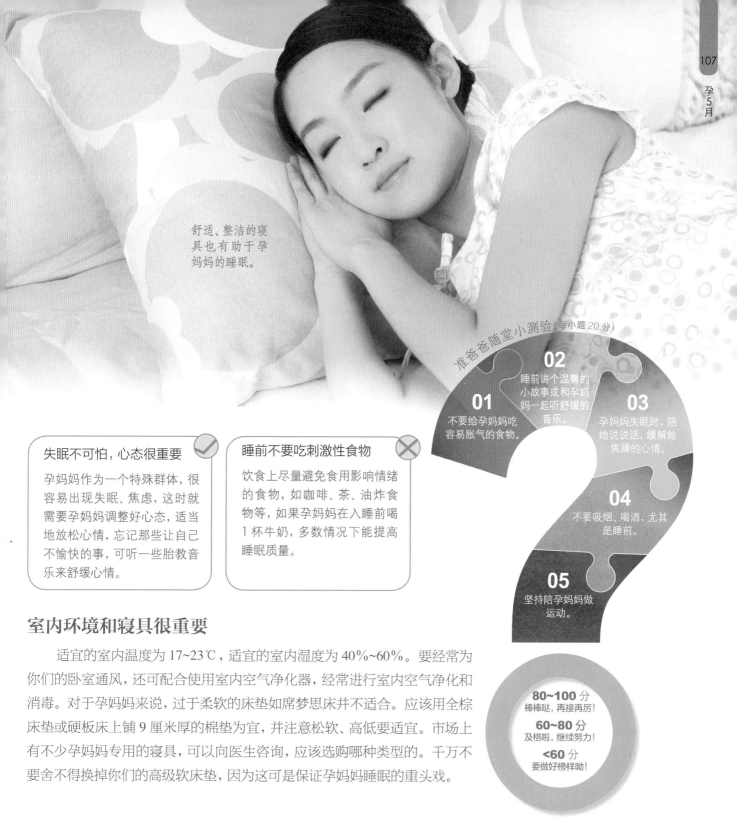

舒适、整洁的寝具也有助于孕妈妈的睡眠。

准爸爸随堂小测验（每小题20分）

02
睡前讲个温馨的小故事或和孕妈妈一起听舒缓的音乐。

01
不要给孕妈妈吃容易胀气的食物。

03
孕妈妈失眠时，陪她说说话，缓解她焦躁的心情。

04
不要吸烟、喝酒，尤其是睡前。

05
坚持陪孕妈妈做运动。

失眠不可怕，心态很重要 ✓

孕妈妈作为一个特殊群体，很容易出现失眠、焦虑，这时就需要孕妈妈调整好心态，适当地放松心情，忘记那些让自己不愉快的事，可听一些胎教音乐来舒缓心情。

睡前不要吃刺激性食物 ✗

饮食上尽量避免食用影响情绪的食物，如咖啡、茶、油炸食物等，如果孕妈妈在入睡前喝1杯牛奶，多数情况下能提高睡眠质量。

80~100 分
棒棒哒，再接再厉！

60~80 分
及格啦，继续努力！

<60 分
要做好榜样呦！

室内环境和寝具很重要

适宜的室内温度为 17~23℃，适宜的室内湿度为 40%~60%。要经常为你们的卧室通风，还可配合使用室内空气净化器，经常进行室内空气净化和消毒。对于孕妈妈来说，过于柔软的床垫如席梦思床并不适合。应该用全棕床垫或硬板床上铺 9 厘米厚的棉垫为宜，并注意松软、高低要适宜。市场上有不少孕妈妈专用的寝具，可以向医生咨询，应该选购哪种类型的。千万不要舍不得换掉你们的高级软床垫，因为这可是保证孕妈妈睡眠的重头戏。

时尚孕妈，
美丽不打折

怀孕后的女性依然可以美丽动人，只要选对了服饰，再加上合理的搭配，孕妈妈将成为最漂亮、最有个性的孕妈妈，并以独特的"孕"味展示于职场和生活中。准爸爸一起来见证孕妈妈的蜕变吧，让孕妈妈把最美丽、最自信的一面展示给你。

如何选购孕妇装

孕妇装的色彩应以柔和、小清新为主，宜选择粉色、橙色、淡黄色、浅紫色、苹果绿等。这些柔美颜色既让孕妈妈心情平静，也增添了一份可人气质。

在服装风格上，孕妈妈可选择有格子或碎花的衣服，可以给家居生活带来轻松、闲适的气氛。夏季，孕妈妈也可以穿裙子美一美。可以选择韩式的高腰裙或蓬蓬裙等，显得可爱而洋气。最好选择有立体弧度的裙子，像胸腹部打褶的连衣裙。还可以选择前长后短或前短后长的裙子，无规则的裙摆会给孕妈妈增添风韵。

A字形的中长款上衣，可以有效遮盖隆起的腹部，搭配紧身裤，可以从视觉上让孕妈妈显得高而瘦。

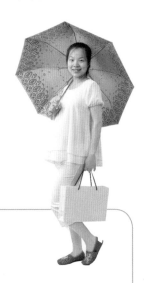

穿出时尚"孕"味

只要搭配的好，孕妈妈也可以做"时尚达人"，引领时尚潮流。

① 背带裤

面料舒适、穿着方便、腹部宽松、好搭配、适合任何月龄，所以必备一两条。

② 裙子

A字裙、背带裙或连衣裙。纯棉的、丝绸的都可以，那种宽松的公主裙款式连衣裙，别具女人味。必备两三条。

③ 夹克衫、唐装

夹克衫和唐装的一大特色就是宽松舒适，唐装的样式和颜色很多，所以选择的余地很大。最好能选择那种可以机洗且不掉色的。必备两三件。

④ 职业套装

简洁合体，整体端庄，适合白领孕妈妈。基本款式有容易搭配的单件上衣、衬衫或裤装，以及不可或缺的背心裙、变化多端的一件式短洋装或长洋装、上班休闲均适用的套装等。必备一两套。

仪容不可忽视

孕妈妈的仪容也是胎教，虽然孕妈妈的体型变胖了，但也应打扮得漂漂亮亮的。一个保持着美丽仪容的孕妈妈，会在孕期和分娩后更具韵味。

孕妈妈美不美，气质很关键，只要孕妈妈举止大方，衣着整洁，自然就会呈现出一种美丽来。当然，孕妈妈也可以通过穿着颜色明快、合适得体的孕妇装和梳妆干净整齐的发型，来让自己更加精神。

出门要防晒

孕妈妈要多到户外去，适当晒晒太阳、散散步。但晒太阳时，孕妈妈要注意防晒，这样可以减少黑色素沉淀，预防和减少妊娠斑。

孕妈妈外出时，应该戴上帽子或者打伞防止阳光直接照射，也可以涂一些物理防晒的防晒霜来阻

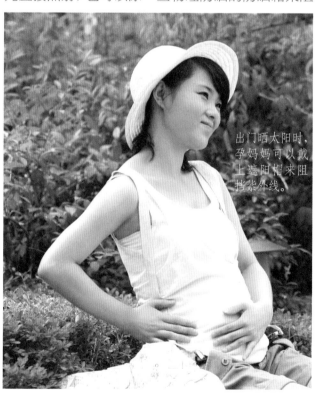

出门晒太阳时，孕妈妈可以戴上遮阳帽来阻挡紫外线。

挡紫外线。孕妈妈应选择 SPF 值低一点、刺激性小一些的防晒产品，以 SPF15 为最好，涂在脸上不会显得过于油腻。乳头、乳晕和腋下所出现的色素沉淀是很难预防的。但是，因为紫外线的影响而产生的色斑、雀斑、妊娠斑等，如果注意防晒，一定程度上是可以预防的。

慎用美白祛斑化妆品

皮肤增白及祛斑类化妆品中因为含有无机汞盐和氢醌等有毒的化学药品，经常接触会导致染色体畸变率升高，还可能导致 DNA 分子损伤。这些有毒物质还可经母体胎盘转运给胎宝宝，使细胞生长和胚胎发育速度减慢，导致胚胎异常。所以，孕妈妈最好不要用美白祛斑的化妆品。

正确选用基础护肤品

自从怀孕，很多孕妈妈就舍弃了所有的化妆品，甚至护肤品，这让那些原本爱美爱保养的孕妈妈很不舒服。其实，孕期不能用护肤品的观念是错误的，因为那样对皮肤的损伤更大，一旦使皮肤严重缺水或是斑块形成，以后很难恢复。

孕妈妈完全可以选择无刺激、不含香料等成分的保湿润肤品，也就是人们常说的"基础类护肤品"。现在市面上有专门的孕妇专用护肤品，孕妈妈需要到正规商场或超市选择正规品牌的产品。

做孕妈妈的"开心大使"

孕妈妈的情绪可以影响胎宝宝的情绪，所以准爸爸要做孕妈妈的"开心大使"，负责让孕妈妈保持心情轻松愉快，情绪稳定，避免精神紧张等不良刺激，和胎宝宝一起，快快乐乐地度过每一天。

孕期情绪与宝宝息息相关

孕妈妈的不良情绪不利于胎宝宝的健康和心智发展，因此孕期孕妈妈要尽量保持一个好心情，这对孕妈妈和胎宝宝都十分有好处。经常保持良好情绪的孕妈妈，体内的有益物质会让孕妈妈的身体处于最佳状态，十分有益于胎盘的血液循环供应，促使胎宝宝稳定地生长发育，并且不易发生流产、早产及妊娠并发症。

孕妈妈的好心情还能使自己食欲增强，预防孕期抑郁，有利于安胎和养胎。常做情绪胎教的胎宝宝，出生后性情平和，情绪稳定，不经常哭闹，能很快地形成良好的生理规律，如睡眠、排泄、进食等，并且一般来讲智商、情商都较高。

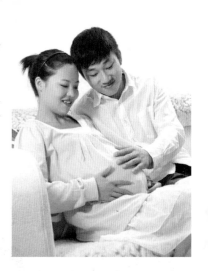

好方法给孕妈妈更多好心情

对于有心理压力的孕妈妈，准爸爸可以鼓励其给自己找一个快乐的理由，多想些开心的事情，多做些自己感兴趣的活动。

1 学编织

买一本关于编织的书，买些五颜六色的毛线，学着为小宝宝织点小东西，这个过程会让你很兴奋，也很有成就感。

2 写怀孕日记

每天或每周记一次怀孕日记，记录下你的体重，你的日常饮食安排，你的感觉和变化，还有你对宝宝的畅想。

3 读自己喜欢的书

读一些自己感兴趣的书，如让你开心的漫画书，或漂亮的图文书。选几本怀孕育儿的书，多学习会让你对自己更有信心。

4 小露厨艺

每天照着孕期营养食谱做几个自己想吃的菜，到孕期结束，你会突然发现自己厨艺大增。也可以让准爸爸大显身手。

对于孕期问题重视而不大惊小怪

孕妈妈怀孕后，心理比较不稳定，容易产生矛盾、恐惧、情绪激动或内向性等心理现象，孕妈妈最担心的就是胎宝宝能否顺利成长，特别是大龄孕妈妈或不容易怀孕的女性，其压力更是不言而喻，这些都是常见的。孕妈妈不仅要有心理准备，还要学会调节心理和情绪，把这看成是人生中难得的一次心理训练吧。

对于怀孕过程中出现的各种问题，比如头晕、恶心、呕吐、厌食、生理指标不正常等，既要给予足够的重视，又不要大惊小怪。准爸爸可以让孕妈妈问一问自己的母亲、有怀孕经历的朋友或者看看书，还可以陪孕妈妈向医生咨询。即使是发生了与别人不一样的现象，只要不会危及孕妈妈和胎宝宝的健康，就不用过分担心。因为人与人之间存在个体差异，在正常范围内出现小小的差别是不足为奇的。

安抚孕妈妈的不良情绪

虽说焦虑、愤怒、紧张等坏情绪对母子不利，但是偶尔的不良情绪是正常的，对胎宝宝没有什么影响，不必大惊小怪。

一旦孕妈妈出现不良情绪比较严重，准爸爸要马上察觉到，并给予她最贴心的安慰。要知道准爸爸是孕妈妈最亲近的人，你的一言一语对她的影响最大。

生男生女都是宝，别给孕妈妈太大压力

很多准爸爸对胎宝宝的性别有自己的想法，可能更希望宝宝是男孩，因此给孕妈妈很大的精神压力。

喜欢男孩也没有什么错，但是也不要将这种压力施加给孕妈妈，毕竟生男生女不是孕妈妈能够决定的。而且，不管未来宝宝是男孩还是女孩，都是准爸爸和孕妈妈感情的果实，一样都是家中的宝贝。

孕妈妈情绪不稳定，承受压力大，对她和宝宝的健康都没有好处。所以，准爸爸还是要多体谅妻子，不管内心有什么想法，都要站在妻子的角度想一想，多体贴她。

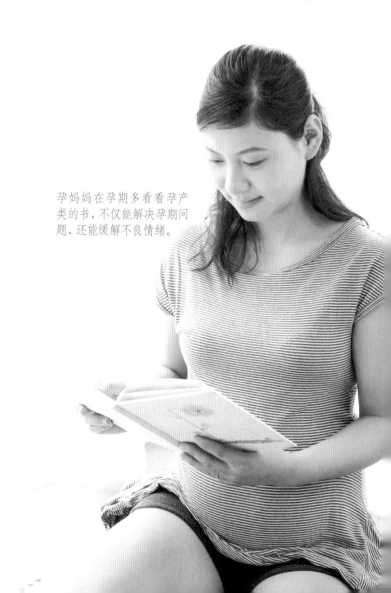

孕妈妈在孕期多看看孕产类的书，不仅能解决孕期问题，还能缓解不良情绪。

准爸爸私人订制小厨房

本月是胎宝宝骨骼和牙齿发育的关键期，同时大脑开始分区，此时要特别注意补充钙、硒等营养素。准爸爸要将更多的精力放到为孕妈妈增加营养上，食物花样要不断变换，还要格外注意营养均衡和搭配，荤素、粗细搭配均匀。另外应注意饮食不可太咸，以防发生妊娠高血压及水肿。

胎宝宝所需重点营养素

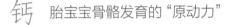

钙 胎宝宝骨骼发育的"原动力"

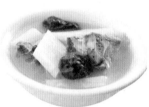

孕期孕妈妈要适量饮用骨头汤。

供给量： 本月胎宝宝处于身高生长关键期，孕妈妈要适当补充钙。钙是胎宝宝骨骼和牙齿发育的"原动力"，缺乏钙时胎宝宝易发生骨骼病变、生长迟缓以及佝偻病、新生儿脊髓炎等。补钙要讲究适度、适量、适时原则，孕中期每天需补充 1 000 毫克，孕晚期可每天补充 1 200 毫克，准爸爸要牢记。

食物来源： 每天早、晚喝牛奶各 250 毫升，可补钙约 600 毫克；多吃含钙丰富的食物，如骨头汤、鱼、虾等。如果牛奶、骨头汤、鱼、虾等含钙食品补充足够，基本不需要补充钙剂，以免补充过量。不爱喝牛奶的孕妈妈，可以在医生指导下每天补充 600 毫克容易吸收的钙剂。

硒 保护胎宝宝心血管和大脑发育

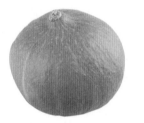

补硒不宜过量，每天 50 微克即可。

供给量： 硒对胎宝宝的生长发育有促进作用，是维持心脏正常功能的重要元素。孕妈妈每天需要补充 50 微克硒，来保护胎宝宝心血管和大脑的发育。需要提醒孕妈妈的是，不宜过量补硒，摄入过量的硒可导致中毒，出现脱发、脱甲等症状。

食物来源： 硒元素存在于很多食物中，如动物肝脏、海产品（海参、海带、海蜇皮、虾、紫菜等）、蔬菜（番茄、南瓜、大蒜、洋葱、白菜、菠菜、芦笋等）、富硒米、牛奶和奶制品以及各种菌类。

蛋白质 适当增加摄入量

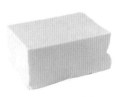

1 块豆腐即可补充 6 克蛋白质。

供给量： 蛋白质是维持胎宝宝生长发育和生命的主要营养素。孕妈妈从本月起每天应摄入 80~85 克的优质蛋白质。

食物来源： 孕妈妈可以参考以下的换算方法来补充蛋白质。畜禽类：10 克蛋白质相当于 25 克牛肉或 35 克鸡胸肉；鱼虾类：9 克蛋白质相当于 30 克河虾或 25 克鱼肉；蛋类：6 克蛋白质相当于 25 克鸡蛋；豆类：6 克蛋白质相当于 300 毫升豆浆；奶类：4 克蛋白质相当于 125 毫升牛奶；坚果类：4 克蛋白质相当于 15 克葵花子。

本月饮食宜忌

失眠，可食用芹菜来调节

有些孕妈妈为了免受失眠的困扰，会选择服用安眠药，但是大多数具有镇静、抗焦虑和催眠作用的药物，对胎宝宝或新生儿都会产生不利影响，所以这是绝对禁止的。平时可以选择一些具有镇静、助眠作用的食物进行食疗，如芹菜可分离出一种碱性成分，对孕妈妈有镇静作用，有安神、除烦的功效。准爸爸可以为孕妈妈多准备一些以芹菜为原料的食物。如果睡眠质量差到忍无可忍，孕期可以适当选用安神的中药。但一定要在医生的指导下服用，同时不可连续服用超过1周。

适当吃些粗粮

粗粮主要包括谷类中的玉米、紫米、高粱、燕麦、荞麦、麦麸，以及豆类中的黄豆、青豆、红豆、绿豆等。由于加工简单，粗粮保存了许多细粮没有的营养。粗粮含有比细粮更多的蛋白质、脂肪、维生素、矿物质及膳食纤维，对孕妈妈和胎宝宝来说非常有益。所以孕妈妈饮食应注意粗细粮搭配。经常吃粗粮可以预防及缓解便秘，粗粮中丰富的膳食纤维，还可以帮孕妈妈起到控制体重的作用。

不宜饮食太咸，以防孕期水肿

这个时期孕妈妈容易发生水肿，这时应该注意，饮食不宜太咸。要定期产检，监测血压、体重和尿蛋白的情况，注意有无贫血和营养不良，必要时要进行利尿等治疗。孕妈妈应注意休息，每天卧床休息至少9小时，中午最好平卧休息1小时，左侧卧位有利于水肿消退。已经有些水肿的孕妈妈，睡觉时把下肢稍垫高也可缓解症状。此外，还要进食足够量的蔬菜、水果。

不宜吃过冷的食物

如果孕妈妈感觉身体发热、胸口发慌，就特别想吃点凉凉的东西。可以适当吃一点，但如果吃过多、过冷的食物，会让腹中的胎宝宝躁动不安。这是因为怀孕后孕妈妈的胃肠功能减弱，突然吃进很多冷食物，使得胃肠血管突然收缩，而孕5月的胎宝宝感官知觉非常灵敏，对冷刺激也十分敏感。过冷的食物还可能使孕妈妈出现腹泻、腹痛等症状。准爸爸可以通过转移注意力，尝试着让孕妈妈平复心情。

对于冰淇淋、冷饮等生冷食品，为了胎宝宝健康着想，孕妈妈要忍忍。

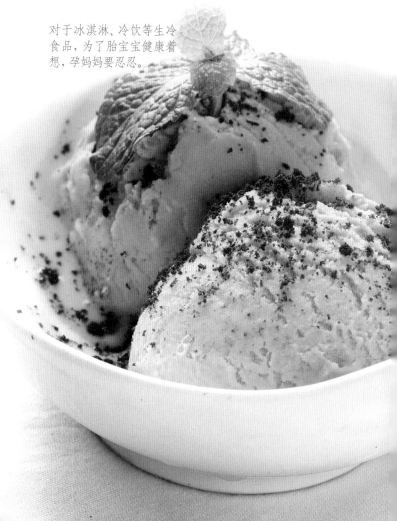

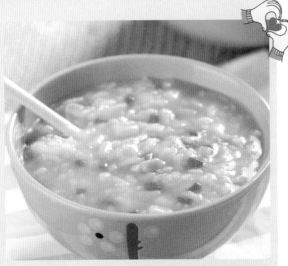

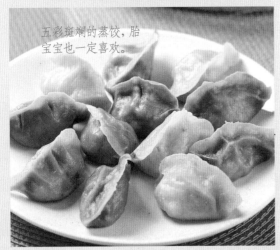

五彩斑斓的蒸饺，胎宝宝也一定喜欢。

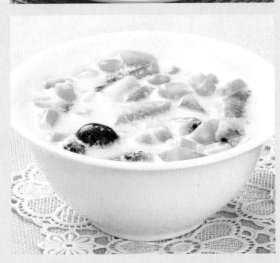

爱心营养餐

胡萝卜玉米粥

原料：玉米粒50克，胡萝卜1根，大米60克。

做法：①玉米粒洗净；胡萝卜洗净，去皮，切成小块，备用。②大米洗净，用清水浸泡30分钟。③将大米、胡萝卜块、玉米粒一同放入锅内，加适量清水，大火煮沸，转小火继续煮至大米熟透即可。

营养功效：胡萝卜健脾和胃，玉米调中健胃，符合孕妈妈此时多喝粥的饮食原则。

五彩蒸饺

原料：紫薯、南瓜各1块，芹菜、菠菜各50克，面粉200克，猪肉馅100克，葱末、姜末、盐各适量。

做法：①紫薯、南瓜处理好后蒸熟捣成蓉；菠菜洗净后焯水，切末；芹菜洗净，稍煮切成末。②面粉添加适量水，和成面。③将紫薯蓉、南瓜蓉、菠菜末分别与和好的面粉揉成团。④将猪肉馅、芹菜末、盐、葱末、姜末拌匀，做成馅儿。⑤擀面皮，包成饺子，蒸熟即可。

营养功效：不喜欢吃蔬菜的孕妈妈对这道好看又好吃的蒸饺一定不会抗拒。

牛奶水果饮

原料：牛奶250毫升，玉米粒、葡萄、猕猴桃、白糖、水淀粉、蜂蜜各适量。

做法：①将猕猴桃、葡萄均切成小块备用。②把牛奶倒入锅中，加适量的白糖搅拌至白糖化开，然后点火，放入玉米粒，边搅动边放入水淀粉，调至黏稠度合适。③出锅后将切好的水果丁摆在上面，滴几滴蜂蜜就可以了。

营养功效：补充丰富的维生素和钙质，让营养更均衡。

黄瓜腰果虾仁

原料： 黄瓜半根，腰果 6 颗，虾仁 4 只，胡萝卜 1/3 根，葱花、盐、香油各适量。

做法： ①黄瓜、胡萝卜分别用清水冲洗干净，然后切丁备用。②锅中加适量油，将腰果炸熟，装盘备用；虾仁用开水氽烫，捞出沥水，备用。③锅内放入底油，放葱花煸出香味，倒入黄瓜丁、腰果、虾仁、胡萝卜丁同炒，加入盐，淋上香油，出锅即可。

营养功效： 此菜蛋白质、钙、脂肪、维生素 A 含量都很丰富，非常适合在本月胎宝宝骨骼和牙齿发育的关键期食用。

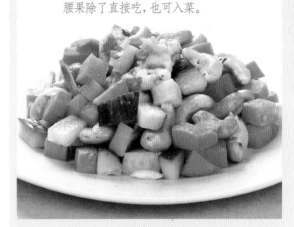
腰果除了直接吃，也可入菜。

玉米面发糕

原料： 面粉、玉米面各 100 克，红枣 2 颗，泡打粉、酵母粉、白糖、温水各适量。

做法： ①将面粉、玉米面、白糖、泡打粉先在盆中混合均匀；酵母粉溶于温水后倒入面粉中，揉成均匀的面团。②将面团放入蛋糕模具中，放温暖处饧发 40 分钟左右至两倍大。③红枣洗净，加水煮 10 分钟；将煮好的红枣嵌入发好的面团表面，入蒸锅。④开大火，蒸 20 分钟，立即取出，取下模具，切成小块即可。

营养功效： 玉米面发糕对胎宝宝智力、视力发育都有好处。

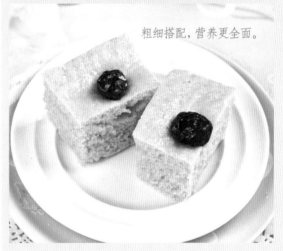
粗细搭配，营养更全面。

芹菜茼蒿汁

原料： 芹菜 100 克，茼蒿 80 克。

做法： ①芹菜以开水浸烫约 5 分钟后，取出切碎，捣后绞汁。②再将茼蒿洗净切碎捣烂取汁，与芹菜汁调匀，每次饮 20 毫升，可用温水和服。

营养功效： 孕妈妈有时会出现失眠症状，这款芹菜茼蒿汁可以很好地缓解失眠，让孕妈妈保持旺盛的精力。

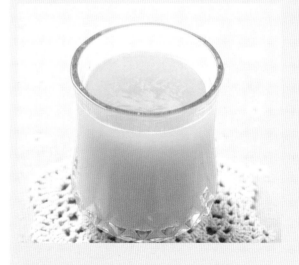

准爸爸胎教大课堂

胎宝宝每天都在动，他很喜欢准爸爸，准爸爸继续讲故事、唱歌给他听吧，胎宝宝会积极回应你的。你还要经常抚摸孕妈妈的肚皮，告诉胎宝宝你一直都在他身边。

哇，爸爸是个大诗人！

国学胎教:《春江花月夜》

准爸爸是不是很喜欢意境优美、对仗工整、读起来朗朗上口的中国古诗词？如果你喜欢这样的表达方式，不妨把诗句读给胎宝宝听，还可以和孕妈妈一块儿尝试着对对联。这么和谐美好的气氛也会感动到胎宝宝的。

春江花月夜

[唐] 张若虚

春江潮水连海平，海上明月共潮生。
滟滟随波千万里，何处春江无月明！
江流宛转绕芳甸，月照花林皆似霰（xiàn）。
空里流霜不觉飞，汀上白沙看不见。
江天一色无纤尘，皎皎空中孤月轮。
江畔何人初见月？江月何年初照人？
人生代代无穷已，江月年年望相似。
不知江月待何人，但见长江送流水。
白云一片去悠悠，青枫浦上不胜愁。
谁家今夜扁舟子？何处相思明月楼？
可怜楼上月徘徊，应照离人妆镜台。
玉户帘中卷不去，捣衣砧上拂还来。
此时相望不相闻，愿逐月华流照君。
鸿雁长飞光不度，鱼龙潜跃水成文。
昨夜闲潭梦落花，可怜春半不还家。
江水流春去欲尽，江潭落月复西斜。
斜月沉沉藏海雾，碣石潇湘无限路。
不知乘月几人归，落月摇情满江树。

音乐胎教:《数鸭子》

这是一首20世纪80年代的儿歌，曲调活泼，节奏欢快，形象地描绘了一个宝宝天真地唱数桥下游鸭的情景，表现了孩子们咿呀学语的可爱，以及长辈们对下一代的期望。这首儿歌极具趣味性，除了唱之外，也非常适合准爸爸跟着音乐念读，相信胎宝宝会很喜欢。

门前大桥下，游过一群鸭，
快来快来数一数，二四六七八。
门前大桥下，游过一群鸭，
快来快来数一数，二四六七八。
咕嘎咕嘎，真呀真多呀，
数不清到底多少鸭，数不清到底多少鸭。
赶鸭老爷爷，胡子白花花，
唱呀唱着家乡戏，还会说笑话，
小孩小孩快快上学校，
别考个鸭蛋抱回家，
别考个鸭蛋抱回家！

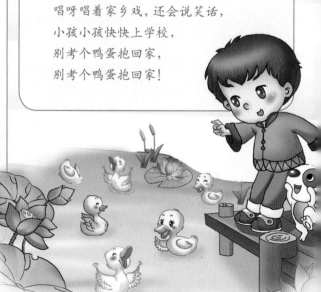

英语胎教：听准爸爸给胎宝宝唱摇篮曲

准爸爸可以随着富有韵律的节奏，一边哼唱一边巩固自己的英语基础，同时为胎宝宝营造学习英语的氛围，为宝宝将来学习英语打下坚实的基础。

Cradle Song

Go to sleep, now, dear love,

neath roses above.

Sweet blossoms white and red

shall bloom by thy bed.

When the dawn lights the skies,

open wide thy dear eyes.

When the dawn lights the skies,

open wide thy dear eyes.

Go to sleep, now, dear love,

neath roses above.

Sweet blossoms white and red

shall bloom by thy bed.

When the dawn lights the skies,

open wide thy dear eyes.

When the dawn lights the skies,

open wide thy dear eyes.

摇篮曲

去睡觉，现在，亲爱的，在玫瑰之下。

芳香的花朵，白色和红色的会在你的床边开放。

当黎明照亮天空，睁开你的亲爱的眼睛。

当黎明照亮天空，睁开你的亲爱的眼睛。

去睡觉，现在，亲爱的，在玫瑰之下。

芳香的花朵，白色和红色的会在你的床边开放。

当黎明照亮天空，睁开你的亲爱的眼睛。

当黎明照亮天空，睁开你的亲爱的眼睛。

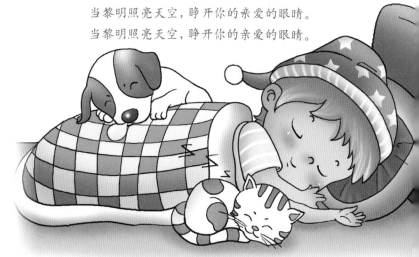

准爸爸还可以对胎宝宝讲一些很简单的英语，例如"This is mommy""It's a nice day"，将自己看见、听见的事情，用简单的英语对胎宝宝说出来。有的准爸爸觉得自己的英文能力有限、发音不够标准，或者觉得在"非英语为母语"的环境中实行英语胎教有一定困难，那么就可以选择一些句型简单、内容健康、重复性高的英文音像制品，借助它有趣的内容、清晰的发音、活泼的气氛做胎教，同样可以起到很好的效果。

故事胎教:《爱丽丝漫游仙境》(节选)

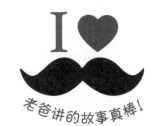

胎宝宝特别喜欢听奇幻的、有趣的故事,也非常喜欢和可爱的小孩儿交朋友,准爸爸一定要声情并茂地讲爱丽丝漫游仙境的故事,胎宝宝也会随着你的故事展开他丰富的想象力的。

老爸讲的故事真棒!

河岸边上坐着两个女孩子,那是爱丽丝和她的姐姐。姐姐在专注地看书,小爱丽丝却百无聊赖。渐渐地,她开始觉得不耐烦起来。她偶尔偷瞟一两眼姐姐看的书,从心里觉得奇怪。她想:"一本既没有画儿,又没有对白的书能有什么意思呢?"

天气又闷又热,爱丽丝觉得头脑发昏,有点迷迷糊糊了,但她强打精神认真想着是否应该站起身来去采些雏菊做个花环。就在这时,一只长着一对粉红色眼睛的白兔贴着她的身子跑了过去。

一只长着粉红色眼睛的兔子并不稀奇,就算听到兔子自言自语地说着"哦,天哪,要迟到了"时,爱丽丝也没觉得有什么离奇,虽然事后她自己也认为的确应该对这事感到惊奇,但当时并没有引起她的好奇心。可是,当那只兔子从背心口袋里掏出一块表看了看,然后匆匆跑掉之后,爱丽丝一下子跳了起来,她的好奇心被大大激发出来了——从来也没见过穿着有口袋背心的兔子,而且居然还从那口袋里掏出一块表来!她终于忍不住好奇,紧紧追了上去。

她跟着兔子跑过了一片田野,虽然兔子蹿得很快,她跑得也不慢,没多久就看见兔子蹿进了灌木丛下的一个大洞里。爱丽丝不假思索地也紧跟着跳了进去,她甚至根本没想到该怎么出来的问题。

兔子洞里刚开始的一段路像笔直的走廊一样,后来就突然拐弯向下了。由于弯拐得太急,再加上跑得飞快,爱丽丝来不及刹住脚,从一口深井里坠了下去。

也许是她下落的速度太慢,也许是那口井太深,爱丽丝一边往下掉着,一边还有足够的时间东张西望,脑子里也还来得及考虑下面会发生什么事。开始时她还紧张得使劲往下看,想知道自己会掉到什么地方,但底下黑洞洞的什么也看不见。后来,她索性去看四周的井壁,这才发现井壁上嵌满了桌椅、碗柜和书架之类的家具,还有挂在钉子上的地图和图画。她一抬手居然从架子上取下了一瓶罐头,那罐头上还写着"橘子酱"三个字,只可惜里面是空的。

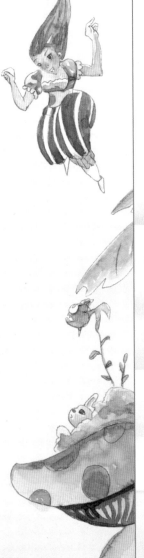

准爸爸胎教：带给胎宝宝不一样的快乐

胎宝宝非常喜欢准爸爸低沉浑厚的声音，准爸爸那以中低频为主的声波很容易透入子宫内，能够让胎宝宝建立安全感，所以准爸爸可以多为胎宝宝唱歌、多和胎宝宝说话，能使胎宝宝心理健康发展，有利于出生后形成良好性格。

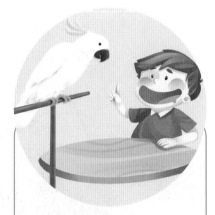

准爸爸讲笑话

小约翰教他的鹦鹉说话："跟着我说：我会走路。"

"我会走路。"鹦鹉跟着说。

"我会说话。"

"我会说话。"鹦鹉说得惟妙惟肖。

"我会飞。"

鹦鹉毫不迟疑地说道："你吹牛。"

准爸爸唱儿歌

准爸爸的歌声能让孕妈妈和胎宝宝感受到受重视与疼爱，并觉得愉快和欣慰，有安全感，有利于增进一家三口之间的感情，使一家人沉浸在幸福之中。

同时，准爸爸的歌声对胎宝宝脑部的发育会有很大的帮助。如果准爸爸唱完一遍之后再由孕妈妈唱一遍，可以给胎宝宝不同的声音刺激，增强他的分辨能力。

这首儿歌《小燕子》节奏舒缓轻快，是许多小宝宝学习说话的启蒙歌曲，非常适合准爸爸和孕妈妈带着胎宝宝边唱歌边跳慢舞。"小燕子，穿花衣，年年春天来这里"，每当春至，你们还可以带着胎宝宝到郊外看看归来的小燕子，一起唱着《小燕子》，也是很不错的哦！

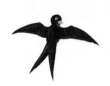

小燕子，穿花衣，
年年春天来这里，
我问燕子你为啥来？
燕子说："这里的春天最美丽！"
小燕子，告诉你，
今年这里更美丽。
我们盖起了大工厂，
装上了新机器，
欢迎你，
长期住在这里。

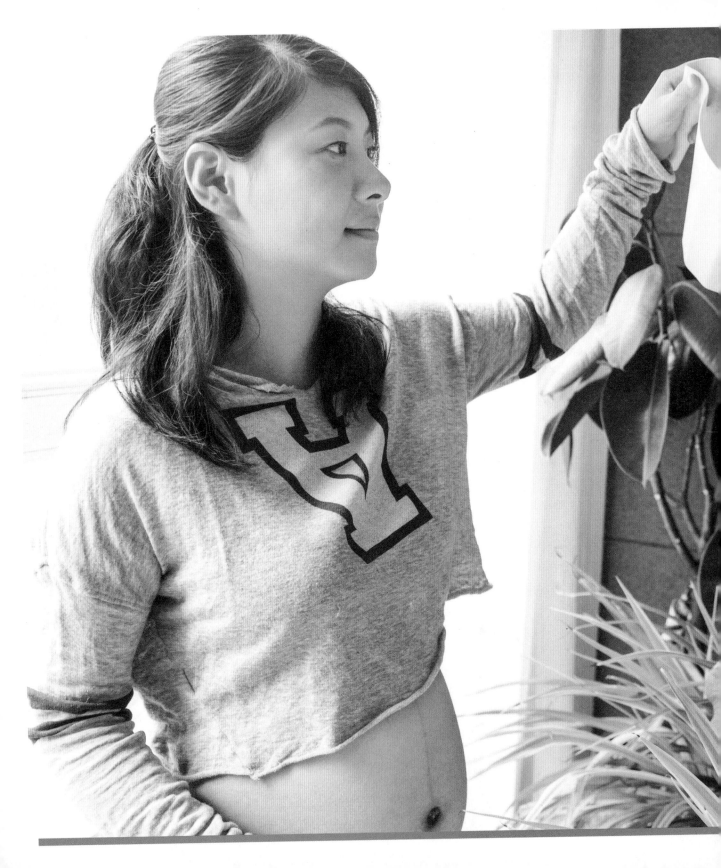

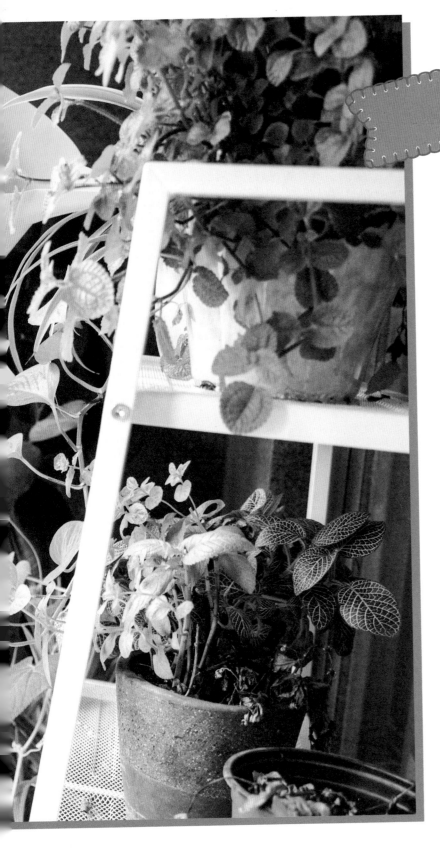

这个月，胎宝宝体重已达 660 克左右，孕妈妈的腹部更加明显，在甜蜜的孕育时光里，孕妈妈也有不少烦恼或不适，逐渐增大的子宫会使孕妈妈腰背酸痛，或出现下肢静脉曲张，十分辛苦，准爸爸可以带孕妈妈走进大自然，或者闭上眼睛深呼吸，畅想一下胎宝宝的模样，就会发现幸福就在身边。

准爸爸本月需留意的数据

到了孕6月，孕妈妈的怀孕之旅已经度过一大半了，准爸爸的"苦行僧"生活也过去大半了，再坚持坚持，马上就会看到希望。快来看看本月你需要特别注意的数据吧！

3 天

在做妊娠期糖尿病筛查的前3天，孕妈妈要保证正常饮食，不能刻意控制糖分的摄入，不然就不能反映出真实结果了。

>500 克

孕妈妈保证每天摄入蔬菜500克以上，水果200~400克，可预防妊娠高血压。

60%~80%

有60%~80%的妊娠糖尿病，可以靠饮食调整来控制住血糖水平。孕妈妈要养成良好的饮食习惯，不偏食，保持食物种类多样性；饮食清淡；少吃甜食。

350 克

孕中期，体重的过快增加或过慢增加都会影响母子的健康，体重控制在每周增加350克左右最健康。

10~20 圈

孕中期，逐渐增大的子宫顶到胃部，压迫直肠，影响胃肠道蠕动，造成孕妈妈胃胀、腹胀。准爸爸可以用轻柔的力道在孕妈妈腹部做顺时针方向的按摩，每次10~20圈，一天两三次，可帮助缓解腹胀。

用心感受
宝贝和妻子的变化

你的宝贝：吸吮手指真好玩

胎宝宝的感觉器官日新月异，味蕾已经形成了，还能吸吮自己的拇指。你看他吸吮得津津有味，好像尝到了什么好吃的。胎宝宝除了会吸吮手指，听觉也很敏锐，准爸爸多和胎宝宝说说话，等他出生后也会熟悉你的声音的。

第21周　　　第22周　　　第23周　　　第24周

宝宝有话跟老爸说 爸爸，我现在比之前重了很多，在妈妈的肚子里待得很舒服，但我能感觉到妈妈走路越来越吃力了，还会经常有小腿抽筋、便秘等问题的困扰，很不舒服。妈妈很辛苦，爸爸你要帮我照顾好她，等我长大了，我也会这样照顾你和妈妈的。

21 周，胎宝宝已经有1个牛油果那么重了，他的消化系统更为完善，肾脏系统也开始发挥作用。胎宝宝不再是单纯吞咽羊水了，现在的他会在羊水里吸收点水分了。更多的时候，他喜欢一个人在"小房子"里自娱自乐。

牛油果

22 周，胎宝宝的大小相当于1个大桃子，他的血管清晰可见，皮肤上有了汗腺，指甲完全形成并且越长越长，这也是大脑快速成长的时期。胎宝宝现在看起来就像是一个"迷你"的新生儿。

桃子

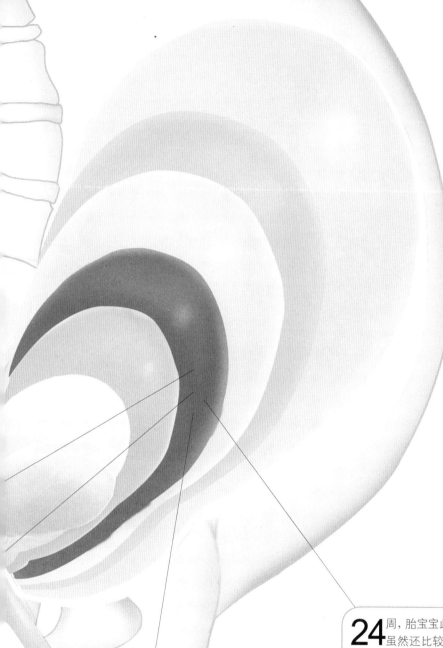

你的妻子：进入不适高发期

　　孕妈妈的体重在一点点增加，肚子越来越大了，消化系统也因此受到了牵连，孕妈妈应该少食多餐，适当地做些运动。

▶ 乳房：乳晕和乳头的颜色加深，而且乳房越来越大，为哺育宝宝做准备。

▶ 子宫：子宫进一步增高、增大，压迫肺部，脊椎骨向后仰，身体重心向前移，由此出现孕妇特有的形态。

▶ 腹部：腹部隆起更为突出，已经分不清哪里是腰，哪里是肚子了，变成了一个真正的"大肚婆"。

香瓜

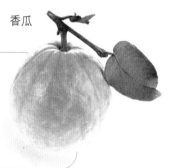

24 周，胎宝宝此时正在稳定地成长着，虽然还比较瘦，但是很快会增加更多的脂肪，他现在的重量相当于1个香瓜。他的皮肤薄薄的、皱皱的，大脑发育得非常快，味蕾现在可以发挥作用了。现在依然在不停地吞吐羊水以练习呼吸。

火龙果

23 周，现在的胎宝宝身材匀称，听觉敏锐，已经能分辨出子宫内和外界的任何声音。他已经看起来有1个火龙果那么大了。现在是培养亲子感情的最佳时期，准爸爸和孕妈妈一定要多和胎宝宝说话。

{ 陪孕妈妈 做产检

本月随着孕妈妈体重的不断增长，肚子也越来越大了，一些不适感也随之而来，但是因为有了准爸爸陪伴的产检，孕妈妈也会放松许多，还能缓解紧张情绪。

本月产检项目

▶ B超检查：主要是为了了解胎宝宝的发育情况有无异常。本月，羊水相对较多，胎宝宝大小比例适中，在子宫内有较大的活动空间。此时进行B超检查，能清晰地看到胎宝宝的各个器官，可以对胎宝宝进行全身检查。

▶ 葡萄糖耐量试验：检测是否存在妊娠葡萄糖不耐症，以确定是否有患妊娠糖尿病的危险。

▶ 听胎心音：监测胎宝宝发育情况。

▶ 测量宫高、腹围：了解胎宝宝宫内发育情况，是否发育迟缓或为巨大儿。

▶ 血常规：例行检查，了解孕妈妈健康状况。

注：以上产检项目可作为孕妈妈产检参考，具体产检项目以医院及医生提供的建议为准。

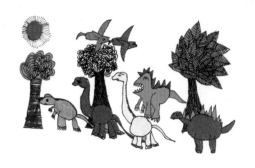

产检前你需要做的准备

孕妈妈产检前一定要让她休息好，避免因压力大、过度劳累而影响产检结果。还有一些针对本月产检项目需要特别注意的，准爸爸要牢记。

1 糖耐量检查要空腹

在做葡萄糖耐量试验前，要至少先空腹12小时再进行抽血，也就是说孕妈妈在产检的前一天晚上8点后就要禁止进食。检查当天早晨，不能吃东西、喝水。

2 糖粉要全部溶于水中

喝葡萄糖粉的时候，孕妈妈要尽量将糖粉全部溶于水中。如果喝的过程中糖水洒了一部分，将影响检查的正确性，建议改日重新检查。孕妈妈在喝完糖水后，可以喝点白开水，以免身体感觉不适。

3 做葡萄糖耐量测试的前几天，控制糖分摄入

很多孕妈妈做葡萄糖耐量测试时，都会出现第一次通不过的情况。实际上，这些孕妈妈不是有问题，而是前一天吃了过量的甜食，影响了血糖值。因此，在检查的前几天要适当控制糖分的摄入，但也不要过分控制，不然就反映不出真实结果了。

听专家说产检报告单

本月孕妈妈应坚持到医院定期产检，了解胎宝宝发育情况，也便于了解孕妈妈本身的身体状况。下面，先来了解一下怎么看懂报告单吧！

看懂糖耐量检查报告单

正常怀孕而无高危因素的孕妈妈应在孕24~28周采血化验筛查糖尿病，筛查前空腹12小时，一般抽血检查前一天晚上8点过后就不进食，第二天早上不吃早餐即可抽血测量空腹血糖，然后将50克葡萄糖粉溶于200毫升水中，5分钟内喝完，接着在喝完后第1小时、第2小时各采血测定血糖，3项中任何1项的值达到或超过以下临界值即诊断为妊娠糖尿病。

3个血糖的临界值标准

	参考范围
空腹血糖	5.1 毫摩尔 / 升
服糖后 1 小时血糖	10 毫摩尔 / 升
服糖后 2 小时血糖	8.5 毫摩尔 / 升

看懂 B 超检查报告单

这里主要解读下羊水深度和羊水指数。

评价羊水量的指数是羊水指数（AFI）和羊水最大暗区垂直深度（AFV），也称羊水深度。羊水指数是指，以脐水平线和腹白线为准将子宫直角分成四个象限，测量各象限最大羊水池的垂直径线，四者之和即为羊水指数。AFI 的正常范围是 8~18 厘米，AFV 的正常范围是 3~8 厘米。AFI 大于 24 厘米，AFV 大于 8 厘米，通常提示羊水过多。AFI 小于 8 厘米，AFV 小于 3 厘米，提示羊水过少。若 AFI 在 18~24 厘米之间时可疑羊水过多或羊水偏多。

准爸爸随堂小测验 (每小题 20 分)

02 向过来人请教或从专业书籍上了解产检注意事项。

01 帮孕妈妈按摩酸痛部位，力度要适中，以孕妈妈不感到疼痛为宜。

03 性生活要节制，且动作轻柔不粗暴。

04 坚持和孕妈妈一起给胎宝宝做胎教。

05 有时间和精力的话，陪孕妈妈参加孕妇课堂。

80~100 分 棒棒哒，再接再厉！
60~80 分 及格啦，继续努力！
<60 分 要做好榜样哟！

检验报告单

OGTT

姓名 NAME：	性别 SEX：女	年龄 AGE：27 岁	临床诊断 CLI. IMP.：	编号 LAB. NO.：20130308 R 251 R
科别 DEPT.：	床 号 BED NO.：	住院/门诊号 I.P./O.P. NO.：000056666		标本 SPECI.：

分析项目		结果	参考范围	单位
糖耐量空腹	Glu	4.94	<5.1mmol/L	
服糖后1小时	Glu	8.93	<10mmol/L	
服糖后2小时	Glu	8.05	<8.5mmol/L	

4.94、8.93、8.05，这位孕妈妈的血糖指数都在正常范围内，表示她通过糖耐量检查啦！空腹血糖值小于 5.1 毫摩尔 / 升即为正常。

给孕妈妈 "足"够的幸福

准爸爸应当为孕妈妈挑选几双适合孕期穿的鞋子。如果穿一双不合适的鞋会使孕妈妈感到疲惫，走路久了还会感到难受，而且还容易发生危险，从而影响腹中胎宝宝的正常发育。

科学摆放脚，缓解下肢水肿

孕中期孕妈妈易出现下肢水肿，久坐的孕妈妈可以在座位底下放个脚凳，若没有脚凳，也可用鞋盒代替。坐着时，将脚放到脚凳上，可缓解脚部和下肢的压力。

孕妈妈也可以准备一双舒适柔软的拖鞋，工作时穿着宽松的拖鞋也能缓解脚部压力。坐一段时间后，适当地做伸展运动，抬腿并适当按摩小腿，以缓解压力。

穿带点儿跟的鞋

有些孕妈妈认为鞋跟越平越好，其实完全的平底鞋也并非最好。即使对于正常人而言，穿上平底鞋后身体 4/5 的重力都压在脚后跟上，也容易造成足跟的损伤，而且平底鞋的减震功能差，会影响脊柱和大脑的健康，相对而言孕妈妈选择后跟 2 厘米高的鞋比较合适。

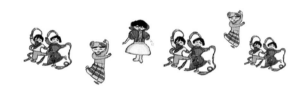

如何给孕妈妈挑鞋子

孕妈妈体重在孕期一般会增加 12 千克左右，在日常走路的时候，都会感觉脚承受的压力越来越大，身体的重心也发生了改变。一双舒适的鞋，可以减轻身体的压力，还可以保证孕妈妈的安全。

1 穿稍大一点的鞋

如果孕妈妈在孕期脚肿得厉害，就需要穿比自己平时的鞋码大半码的鞋。到孕晚期，则可能要大 1 码了。买鞋一定要试穿，以脚后跟处能插入 1 根手指为宜。

2 舒适、轻便的鞋子

孕妈妈从怀孕开始就应该穿低跟或平跟、透气性好、材质轻、舒适的鞋，如轻便的运动鞋、布鞋、休闲鞋或软皮鞋，冬天穿雪地靴也是一个不错的选择。

3 方便穿脱的鞋子

不要系带的鞋子，不方便穿脱。最好是一抬脚就能不费力气地穿上的鞋子。可以买一个带长柄的鞋拔，穿起鞋来能让孕妈妈省力。

孕妈妈腿抽筋怎么办

孕妈妈很可能出现腿抽筋，尤其在晚上睡觉时，孕妈妈会突然疼醒。腿抽筋可以预防，只要饮食、保健得当，完全可以缓解、消除此症状。若检查有缺钙现象，应注意补钙。

及时补钙防抽筋

孕期全程都需要补钙。尤其是在孕中晚期，孕妈妈的钙需求量更是明显增加，一方面母体的钙储备需求增加，另一方面胎宝宝的牙齿、骨骼钙化加速等，都需要大量的钙。当孕妈妈的钙摄入量不足时，胎宝宝就会争夺母体中的钙，致使孕妈妈发生腿抽筋、腰酸背痛等症状，甚至会导致软骨病。另外，孕期腹内压力的增加，会使血液循环不畅，也是造成腿易抽筋的原因。寒冷、过度劳累也会使腿部肌肉发生痉挛。

泡脚和热敷也有效

如果孕妈妈腿抽筋比较频繁、严重，除了增加钙的补充量以外，准爸爸还可以为孕妈妈泡脚和进行热敷。

睡前把生姜切片加水煮开，待温度降到脚可以承受时用来给孕妈妈泡脚。煮姜水泡脚不但能缓解疲劳，还能促进血液循环，帮助入睡。

准爸爸用湿热的毛巾给孕妈妈热敷一下小腿，也可以使孕妈妈腿部血管扩张，减少抽筋，同时，因为脑部和内脏器官中的血液会相对减少，大脑就会感到疲倦，也有助于睡眠。

如果孕妈妈不是偶尔的小腿抽筋，而是经常肌肉疼痛，或者是腿部肿胀、触痛，应该去医院进行检查。这可能是出现了下肢静脉血栓的征兆，需要立即治疗。

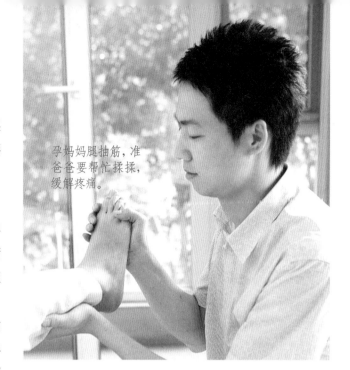

孕妈妈腿抽筋，准爸爸要帮忙揉揉，缓解疼痛。

不宜久站或长时间行走

怀孕期间，孕妈妈走得太多或站得过久，腿部肌肉负担增加，导致局部酸性代谢产物堆积，就会引起肌肉痉挛。但是，也不要认为睡得越多就越好。睡眠时间过长，会造成血液循环减慢，使二氧化碳等代谢废物堆积，也有可能诱发肌肉痉挛。

应对孕期抽筋的其他小窍门

1. 孕妈妈应适当进行户外活动，多进行日光浴。

2. 饮食要多样化，多吃海带、木耳、芝麻、豆类等含钙丰富的食物。

3. 从怀孕第 5 个月起就要增加对钙的摄入量，每天 1 000 毫克左右。

4. 睡觉时调整好睡姿，采用最舒服的侧卧位。

5. 伸懒腰时注意两脚不要伸得过直，并且注意下肢的保暖。

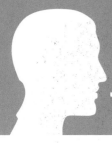

爱宝宝，就要先爱他的妈妈

要想做一个合格的新爸爸，首先得是一个优秀的准爸爸。怎样才能做一个称职的准爸爸呢？就从爱孕妈妈开始吧！

给孕妈妈更多的关爱

怀孕后，由于体内激素的改变，孕妈妈的心理易产生变化，会产生委屈、伤感等情绪。此时准爸爸首先要控制好自己的情绪，不要让妻子激动，要多理解、包容妻子，并及时给妻子安慰，让自己成为消除妻子不良情绪的良方。在她心情不好的时候，递过去一个削好的苹果，或者送上一个亲密的拥抱，都能很好地缓解妻子的不良情绪。尽量每次都陪妻子一起去产检，告诉她，怀孕之后无论她变成什么样子，你都会一如既往地爱她、保护她、关心她、照顾她等。

准爸爸要小心这些易犯的错误

妻子怀孕后，有的准爸爸小心照护，有的准爸爸大大咧咧，照护不够。准爸爸的行动有时往往会直接影响孕妈妈和胎宝宝的健康，因此准爸爸要注意审视一下自己的一举一动了。

① 对孕妈妈过度保护

妻子怀孕了，丈夫会特别关心。他们认为孕妈妈活动越少越安全，吃得越多越营养。家务活儿全包下来，什么也不让妻子干，甚至有的还不让妻子上班。其实孕妈妈活动过少，会使体质变弱，不仅增加难产发生的概率，还不利于胎宝宝的生长发育。

② 给孕妈妈施加压力

孕期愉悦、轻松的情绪，准爸爸的体贴、关心对于孕妈妈来说十分重要，因此准爸爸不要给孕妈妈任何压力，应多给她一些关爱，这样才会生出一个健康、聪明的宝宝。

③ 有不良嗜好

很多准爸爸在计划怀孕时能远离烟酒，可是一旦孕妈妈怀孕了，就不那么严格约束自己了，开始偷偷吸烟、喝酒。事实上，孕妈妈对烟味、酒味特别敏感。

另外，准爸爸还要检讨一下自己有没有别的不良习惯，例如不刮胡子、不注意卫生等，这些都可能对孕妈妈的健康和心情产生不利影响。

孕期甜言蜜语不可少

　　准爸爸宜用语言表达自己的心声，切不可羞于表达。怀孕对孕妈妈来说是一件多么不容易的事啊，准爸爸宜多多鼓励、赞美孕妈妈。每天晚上临睡前，准爸爸把手放在妻子的腹部说，"爸爸很爱宝宝和妈妈"，或者当孕妈妈为穿不上孕前的漂亮衣服而沮丧的时候，你由衷地赞美她现在的样子依然很美，对于孕妈妈来说，这是一件很快乐的事。

帮孕妈妈翻身

　　到了孕中晚期，孕妈妈的肚子会慢慢变大，睡觉时连翻身都不是简单的事。这时，准爸爸一定要牺牲自己一点睡眠时间，让自己变得机警些，夜晚孕妈妈需要翻身时帮帮她，她一定会认为准爸爸真的很体贴，从而在一定程度上缓解对分娩的恐惧。

享受准爸爸的甜蜜按摩

　　准爸爸在临睡前（或每天固定时间）给妻子轻轻按摩腰腿，可以缓解孕期酸痛和水肿，使孕妈妈放松精神，舒适地进入睡眠。

　　准爸爸给孕妈妈做按摩的具体方法与效果如下。

　　头部：按从头顶到脑后的顺序按摩头部。用双手轻轻按摩头顶和脑后 3~5 次，用手掌轻按太阳穴 3~5 次。可以帮助孕妈妈缓解头痛，松弛神经。

　　腿部：把双手放在大腿的内外侧，一边按压一边从臀部向脚踝处进行按摩；将手掌紧贴在小腿上，从跟腱起沿着小腿后侧按摩，直到膝盖以上 10 厘米处，反复多次。能促进孕妈妈血液循环，消除水肿，预防痉挛。

　　足部：一只手压住孕妈妈的腿，另一只手抓住脚，把脚趾向孕妈妈头部的方向牵拉，慢慢施加压力。有效帮助孕妈妈缓解足部和腿部抽筋，促进血液循环。

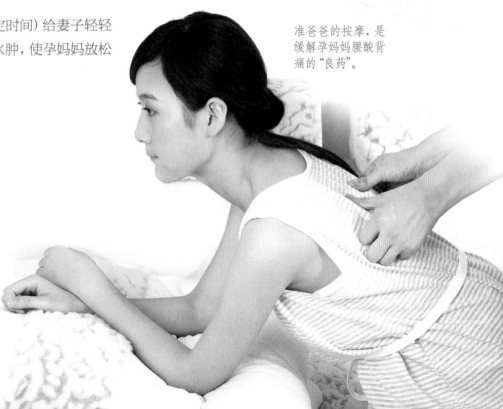

准爸爸的按摩，是缓解孕妈妈腰酸背痛的"良药"。

准爸爸私人订制小厨房

现在胎宝宝生长速度明显加快，骨骼开始硬化，脑细胞数量也在不断增加，准爸爸要合理搭配早中晚三餐及加餐，使胎宝宝和孕妈妈都能补充丰富的营养，并且胎宝宝增重，孕妈妈不增重。

胎宝宝所需重点营养素

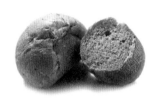

膳食纤维　帮助胎宝宝吸收营养

供给量：孕妈妈摄入足够的膳食纤维，可以增强自身的免疫力，保持消化系统的健康，为胎宝宝提供充足的营养来源。孕妈妈合理摄入膳食纤维还能降低血压，预防妊娠糖尿病。

食物来源：谷类（特别是一些粗粮）、豆类及新鲜蔬菜、水果中含有丰富的膳食纤维。孕妈妈在加餐时不妨多吃一些全麦面包、麦麸饼干、红薯、菠萝片、消化饼等点心。

每天吃 4~6 个红枣可预防孕妈妈孕期贫血。

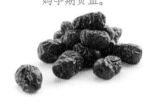

铁　胎宝宝营养的输送带

供给量：铁在人体中的含量为 5 克左右，含量虽小却作用特殊。它主要负责氧的运输和储存，参与血红蛋白的形成，将充足的养分送给胎宝宝。孕周越长，胎宝宝发育越完全，需要的铁就越多。适时补铁还可以改善孕妈妈的睡眠质量。

食物来源：含铁较多的食物有猪肝、蛤蜊、海带、木耳、鱼、鸡、牛肉、蛋、紫菜、菠菜等。在吃含铁食物的同时，也要多吃富含维生素 C 的水果及蔬菜，这样更有助于铁质的吸收。

猪肝每周吃一两次，每次不超过 35 克即可。

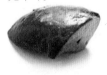

维生素 B_{12}　让孕妈妈和胎宝宝远离贫血

供给量：作为人体重要的造血原料之一，维生素 B_{12} 可促进胎宝宝红细胞的发育成熟，并可维护神经系统健康。孕妈妈每日维生素 B_{12} 的推荐摄入量为三四微克。

食物来源：维生素 B_{12} 很特别，几乎不存在于植物性食品中，只有紫菜和海藻中含有少量，因此偏素食的孕妈妈要改变一些饮食习惯，适当摄入牛奶、瘦肉、猪肝、鸡肝、鱼、虾等食物。

加餐时吃 3~5 个核桃，有利于胎宝宝大脑发育。

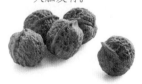

脂肪　促进大脑发育

供给量：怀孕期间肠道吸收脂肪的能力加强，使血脂增高，因此孕妈妈的"高脂血症"并非病理现象，而是一种生理适应性措施。另外，本月胎宝宝大脑进入一个新的发育高峰期，适当增加不饱和脂肪酸、卵磷脂是非常必要的。

食物来源：此时孕妈妈要适当吃肉，还可以食用核桃、芝麻等坚果。

本月饮食宜忌

宜适量吃瘦肉

人体对牛、羊、猪、鸡、鱼等瘦肉和肝脏中的铁吸收率较高，因为瘦肉中铁的存在形式更易于被小肠细胞吸收和利用，而且不受食物中其他成分的影响，可谓是孕期补铁的上佳食物。孕6月，孕妈妈对铁的需求量骤增，适当增加瘦肉、动物肝脏和动物血的摄入，能在较短的时间内提高孕妈妈的血红蛋白水平，改善贫血。如果孕妈妈对各种瘦肉都来者不拒，那准爸爸就要变换食材和样式做给孕妈妈吃。

宜选对食物，预防孕期焦虑

选对食物能够帮助孕妈妈提神，安抚情绪，改善忧郁、焦虑等，孕妈妈不妨多摄取富含B族维生素、维生素C、镁、锌的食物及深海鱼等，通过饮食的调整来达到抗压及抗焦虑的功效。预防孕期焦虑的食物有鱼油、深海鱼、鸡蛋、牛奶、肉类、空心菜、菠菜、番茄、豌豆、红豆、香蕉、梨、葡萄柚、木瓜、香瓜、坚果类和谷类等。

孕6月的孕妈妈在日常的生活、工作中，还要多注意休息，多摄取各种营养，并适当运动，这样才能孕育出健康、聪明的宝宝。当然，孕妈妈的好心情更离不开准爸爸的体贴与呵护。

宜多吃绿叶蔬菜

绿叶蔬菜是孕妈妈膳食中的重要食品，是机体所需的维生素、矿物质及膳食纤维的主要来源。这些营养素在新鲜的绿叶蔬菜中含量最为丰富，如维生素C的含量很高；钙、铁对于孕妈妈来说是比较重要的矿物质元素，这两种元素在蔬菜中含量也较丰富。绿叶蔬菜包含菠菜、香菜、芹菜、小白菜、大白菜、油菜、生菜、芥蓝、豌豆苗、圆白菜等。

晚餐"三不宜"

▶ 不宜过迟：如果晚餐后不久就上床睡觉，不但会加重胃肠道的负担，还会导致难以入睡。

▶ 不宜进食过多：晚餐暴食，很容易导致消化不良及胃痛等现象。

▶ 不宜厚味：晚餐进食大量蛋、肉、鱼等，在饭后活动量减少及血液循环放慢的情况下，胰岛素能将血脂转化为脂肪，积存在皮下或血管壁上，容易导致心血管系统疾病。

准爸爸和孕妈妈都要牢记晚餐"三不宜"，准爸爸还要督促孕妈妈切实做到这三点。

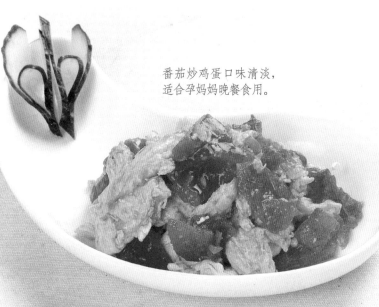

番茄炒鸡蛋口味清淡，适合孕妈妈晚餐食用。

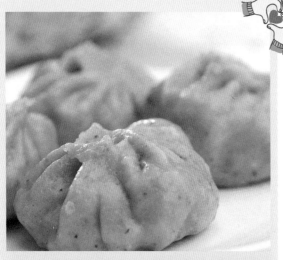

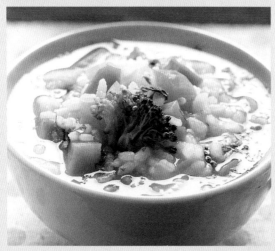

爱心营养餐

南瓜香菇包

原料： 南瓜半个，糯米粉 200 克，藕粉 30 克，香菇 3 朵，酱油、白糖各适量。

做法： ①南瓜去皮、煮熟、压碎，加入糯米粉和用热水拌匀的藕粉，揉匀；香菇洗净、切丁。②锅中倒油，下香菇丁炒香，加入酱油、白糖制成馅。③将揉好的南瓜糯米团分成 10 份，擀成包子皮，包入馅料，放入蒸锅内蒸 30 分钟即可。

营养功效： 香菇和南瓜同食，可以促进铁的吸收。

田园蔬菜粥

原料： 西蓝花、胡萝卜、芹菜各 30 克，大米 100 克，盐适量。

做法： ①西蓝花、胡萝卜、芹菜洗净，西蓝花掰小朵，胡萝卜、芹菜切丁；大米洗净，浸泡 30 分钟。②锅置火上，放入大米和适量水，大火烧沸后改小火，熬煮 20 分钟。③放入胡萝卜丁、芹菜丁煮熟，再放入西蓝花，稍煮。④最后加盐调味即可。

营养功效： 蔬菜粥补充维生素的同时还能有效缓解孕妈妈便秘。

豆角肉丝家常炒面

原料： 猪瘦肉 100 克，面条 200 克，豆角 80 克，盐、香油、酱油、淀粉、葱花、红椒丝各适量。

做法： ①将猪瘦肉洗净，切丝；豆角择洗干净，斜切成段；面条煮到九成熟，拌上香油放凉。②将猪肉丝加入盐、淀粉腌制。③锅中倒油，油温五成热时将肉丝放入，变色后捞出。④爆香葱花，倒入豆角段翻炒，炒至变软，倒入肉丝和酱油，倒入面条、红椒丝炒散，最后加盐调味即可。

营养功效： 豆角能让孕妈妈和胎宝宝远离贫血。

还可以将豆角换成胡萝卜及其他蔬菜。

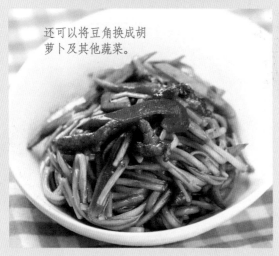

鳗鱼饭

原料：鳗鱼 1 条，竹笋 2 根，油菜 2 棵，熟米饭 1 碗，盐、料酒、酱油、白糖、高汤、葱末各适量。

做法：①鳗鱼洗净，放入盐、料酒、酱油腌制半小时；竹笋、油菜洗净，竹笋切片。②把腌制好的鳗鱼放入烤箱里，温度调到 180℃，烤熟。③油锅烧热，放入笋片、油菜略炒，放入烤熟的鳗鱼，加入高汤、酱油、白糖，待锅内的汤几乎收干了即可出锅，浇在米饭上，撒上葱末即可。

营养功效：鳗鱼含有丰富的蛋白质、钙、磷和维生素等营养成分，对本月胎宝宝大脑发育和呼吸系统的完善极为有利。

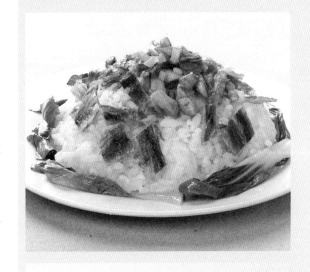

猪肝拌黄瓜

原料：猪肝半个，黄瓜半根，香菜 1 棵，盐、酱油、醋、香油各适量。

做法：①猪肝洗净，煮熟，切成薄片；黄瓜洗净，切片；香菜择洗干净，切末。②将黄瓜片摆在盘内垫底，放上猪肝片、酱油、醋、香油，撒上香菜末和盐，食用时拌匀即可。

营养功效：猪肝含有优质蛋白质及易被人体吸收利用的铁、钙、锌和维生素，可增加孕妈妈血液中的铁含量，以供给本月胎宝宝制造红细胞所需的铁。

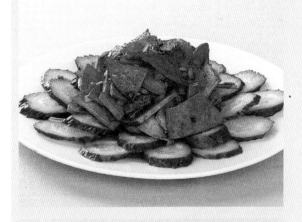

红薯饼

原料：红薯 1 个，糯米粉 150 克，红豆沙、蜜枣丁、白糖、枸杞子、葡萄干各适量。

做法：①红薯洗净、煮熟，捣碎后加入适量糯米粉和匀成红薯面。②葡萄干、枸杞子用清水泡后沥干水，加入蜜枣丁、红豆沙、白糖拌匀。③将红薯面揉成一个个丸子状，里面包裹上馅料，再轻轻压平，用小碗压成圆形。④锅内放油烧热，放入包好的饼煎至两面金黄熟透即可。

营养功效：红薯饼含有丰富的膳食纤维，有利于孕妈妈肠道健康。

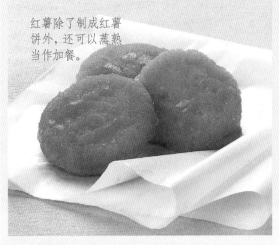

红薯除了制成红薯饼外，还可以蒸熟当作加餐。

准爸爸胎教大课堂

胎宝宝漂亮的眼睛就像夜空中的星星,一闪一闪,亮晶晶的,也像夜晚倒映在海平面上的月光。准爸爸把你生活中的点点滴滴都讲给胎宝宝听吧,可以是工作中的趣事,也可以是和孕妈妈相处的小秘密,相信胎宝宝会睁大他那漂亮的大眼睛,津津有味地听的。

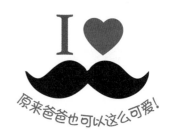

原来爸爸也可以这么可爱!

故事胎教:《火鸡先生和鹅太太》

现在,胎宝宝的听觉极其灵敏,会被突然发出的噪声、喧闹的声音,甚至汽车或洗衣机的震动所吵醒。为了让胎宝宝远离噪声,准爸爸给他准备有趣的故事、好听的音乐吧,让胎宝宝在美妙的感觉中入睡。

火鸡先生家的门锁又打不开了,于是火鸡先生干脆整天从窗口飞进飞出。

一天鹅太太来串门,火鸡先生说:"我家的门锁坏了,你就像我一样,从窗户进来吧。"

鹅太太用力跳到窗台上,然后使劲往里边钻呀、挤呀,好不容易进去了。

"鹅太太,你一定饿了,我去给你拿糕点吧,还有橙汁,你要吗?"火鸡先生热情地招待鹅太太说。

鹅太太高兴地说:"谢谢,我都要吃。"

火鸡先生将糕点、橙汁端上桌,还装了一盘水果上来。

"真是太丰盛了,我可不客气了,火鸡先生。"说着,鹅太太就拿起一块大蛋糕。瞧,她吃得多香呀!她的嘴上、鼻子上、眉毛上都沾了奶油,看上去真滑稽。

"嗝,嗝,嗝……"鹅太太打着饱嗝说,"太好吃了。"

"轰隆隆"外面响起了雷声,似乎要下雨了,鹅太太得回家了。她急忙爬上窗口往外钻,可是头和上半身出去了,肚子怎么也出不去。

火鸡先生想了一个办法,他拿来一瓶橄榄油,让鹅太太在大肚子上抹一些。

"一、二、三。"鹅太太使劲儿往外钻,"噗"的一声,终于出来了。

"嗨,总算出来了,其实我的肚子一点也不大,是你的窗口开得太小了。"鹅太太说。

"对,对!我马上去换一把门锁,以后你来就不用再从窗口里挤进挤出了。"

鹅太太摸摸自己的肚子,高兴地回家了。

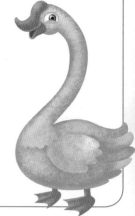

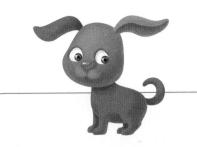

音乐胎教:《小狗圆舞曲》

这是波兰作曲家、钢琴家肖邦的一首作品,舞曲的第一段速度极快,节奏流畅,回旋,像一只小狗追着自己的尾巴旋转,有点急切,动作滑稽。中间一段是抒情段落,深情、清新、委婉,表现力丰富,使音乐显得格外活泼雅致。希望这首舞曲能感染孕妈妈的情绪,更希望胎宝宝将来活泼、开朗。

英语胎教:《Ten Little Indians》(十个小印第安人)

Ten Little Indians	十个小印第安人
One little, two little,	一个,两个,
three little Indians;	三个小印第安人;
Four little, five little,	四个,五个,
six little Indians;	六个小印第安人;
Seven little, eight little,	七个,八个,
nine little Indians;	九个小印第安人;
Ten little Indian boys.	十个小印第安人。

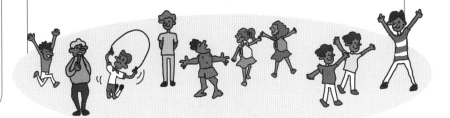

知识胎教: 小露珠是怎样形成的

春天的清晨,人们在草丛中、树叶上或者农作物上经常可以看到晶莹剔透的小露珠,好奇的宝宝是不是很想知道小露珠是怎样形成的呢? 那么,就请准爸爸讲讲小露珠是怎么形成的吧。

小露珠其实并不是从天上掉下来的,它是由空气中的水汽凝结而成的。温暖的季节里,在天气晴朗、无风或者微风的夜晚,地面上的物体冷却后,与物体表面相接触的空气温度下降,空气因为冷却而达到水汽饱和时的温度,这个温度叫做"露点温度",空气温度再下降,降到"露点"以下,就有多余的水汽析出,这些多余的水汽凝结成水滴,附着在地面物体上,就形成了小露珠。

小露珠容易凝结在草叶、树叶或者农作物宽大的叶子上,因为它们一般表面积较大,表面有小茸毛,或者粗糙,导热性不强。

日出以后,温度升高,小露珠就蒸发消失了。

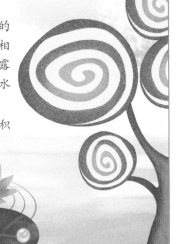

语言胎教：散文《歌声》

胎宝宝的双手可以抓握了，准爸爸一定很期待胎宝宝出生后可以抓住你的手吧，那就从现在起和胎宝宝做好朋友吧，把美好的一切传递给胎宝宝。

歌声

昨晚中西音乐歌舞大会里"中西丝竹和唱"的三曲清歌，真令我神迷心醉了。

仿佛一个暮春的早晨，霏霏的毛雨默然洒在我脸上，引起润泽、轻松的感觉。新鲜的微风吹动我的衣袂，像爱人的鼻息吹着我的手一样。我立的一条白矾石的甬道上，经了那细雨，正如涂了一层薄薄的乳油，踏着只觉越发滑腻可爱了。

这是在花园里，群花都还做她们的清梦。那微雨偷偷洗去她们的尘垢，她们的甜软的光泽便自焕发了。在那被洗去的浮艳下，我能看到她们在有日光时所深藏着的恬静的红，冷落的紫和苦笑的白与绿。以前锦绣般在我眼前的，现有都带了黯淡的颜色——是愁着芳春的销歇么？是感着芳春的困倦么？

大约也因那蒙蒙的雨，园里没了浓郁的香气。涓涓的东风只吹来一缕缕饿了似的花香；夹带着些潮湿的草丛的气息和泥土的滋味。园外田亩和沼泽里，又时时送过些新插的秧，少壮的麦，和成荫的柳树的清新的蒸汽。这些虽非甜美，却能强烈地刺激我的鼻观，使我有愉快的倦怠之感。

看啊，那都是歌中所有的：我用耳，也用眼，鼻，舌，身，听着；也用心唱着。我终于被一种健康的麻痹袭取了。于是为歌所有。此后只由歌独自唱着，听着；世界上便只有歌声了。

——朱自清

故事胎教：《青蛙王子》

胎宝宝的体重迅速增加，变得圆润可爱。此时，经典的故事能给胎宝宝注入能量，会让他朝着更美好的方向发展。准爸爸快来给他讲《青蛙王子》的故事吧。

从前，有一位漂亮的小公主，在一口水井边玩耍。她拿出一个金球，抛上抛下。突然，小金球落进了井里。那口井很深，小公主拿不到球，哭了起来。

就在这时，她听到有个声音对她说："亲爱的公主，别哭了。我帮你把球捡回来吧，只是你会给我什么报酬呢？"

小公主一看，有只青蛙正探出水面，睁着圆溜溜的大眼睛对着她说话。

"真的？"小公主说道，"你要什么我就给你什么，我的任何衣服、珍珠宝石，甚至我头上的金冠，都可以。"

"这些我都不要，"青蛙回答说，"如果你会爱我，把我当作你的同伴，亲吻我一下，那么我就替你把金球拿上来。"

"好的，"小公主思考了一下，答道，"只要你把金球给我拿回来。"

不一会儿，青蛙就衔着金球冒出水面，把金球扔在了草地上。

小公主开心极了！她弯下腰，亲吻了青蛙。瞬间，青蛙变成了一位迷人的王子。原来，王子之前被施了魔法。

后来，小公主与青蛙王子结婚了，从此幸福地生活在一起。

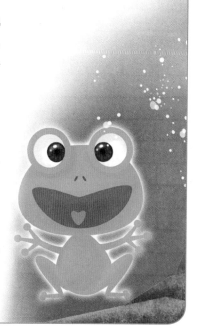

国学胎教：古代诗文中的荷花之美

胎宝宝已经6个月了，这时候的他，状态安定，各种器官都接近成熟。这时多让他感受美好的事物，会有助于他好性格的形成。古代诗词、文章中，用极简的手法为读者描绘了美妙的事物和景色，是不错的胎教素材。

小池

[宋]杨万里

泉眼无声惜细流，
树阴照水爱晴柔。
小荷才露尖尖角，
早有蜻蜓立上头。

爱莲说

[宋]周敦颐

水陆草木之花，可爱者甚蕃。晋陶渊明独爱菊。自李唐来，世人甚爱牡丹；予独爱莲之出淤泥而不染，濯清涟而不妖，中通外直，不蔓不枝，香远益清，亭亭净植，可远观而不可亵玩焉。

予谓菊，花之隐逸者也；牡丹，花之富贵者也；莲，花之君子者也。噫！菊之爱，陶后鲜有闻。莲之爱，同予者何人？牡丹之爱，宜乎众矣。

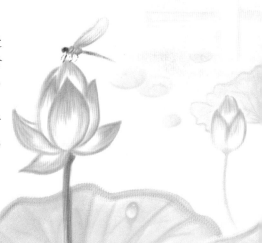

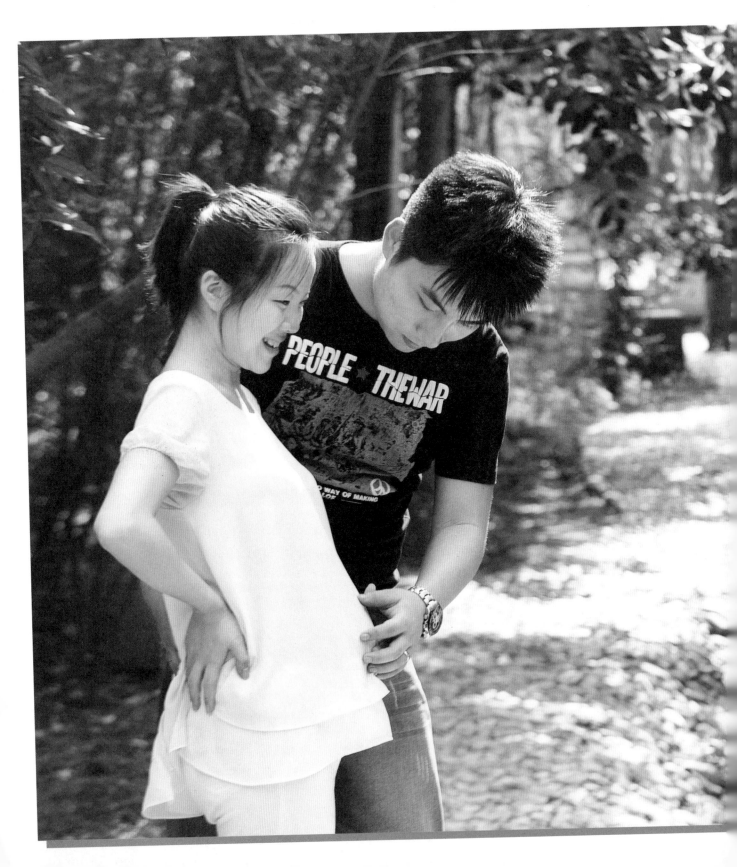

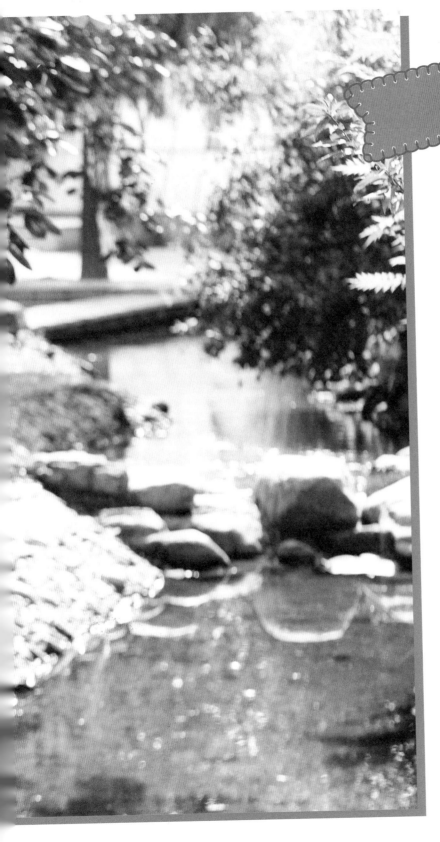

准爸爸有空的时候，就带孕妈妈和胎宝宝去花园散散步吧，你可以把花园里的朋友介绍给胎宝宝认识。小麻雀细细的脚，小乌龟慢慢地爬，还有，开得最鲜艳的那是月季花……总之准爸爸把多彩的世界介绍给胎宝宝，等胎宝宝长大后就不会迷路了。胎宝宝听到这些也会忍不住扭动自己的小身子回应你的。

准爸爸本月需留意的数据

随着月龄的增长，准爸爸要注意的数据越来越多，你可不要嫌麻烦，这是孕妈妈顺利分娩的保证。

8%~10%

孕期有 8%~10% 的孕妈妈会有不同程度的抑郁症。如果准爸爸发现自己的妻子也有抑郁症状，要及时帮助她缓解坏心情。

10 分钟

在相对安全的孕中期，性生活也要有所节制，准爸爸动作要轻柔不粗暴，不宜过深，频率不宜太快，时间以不超过 10 分钟为度。

450 克

孕中晚期孕妈妈每周体重增加 450 克为宜，准爸爸记得让孕妈妈每周称体重，如果超重，就给孕妈妈准备一些清淡的饮食。

<18 岁或 >40 岁

怀孕时年龄小于 18 岁或大于 40 岁的孕妈妈发生早产的概率比一般孕妈妈要大，准爸爸要特别注意。

15~20 分钟

水肿的孕妈妈在睡前把双腿抬高 15~20 分钟，可以起到加速血液回流、减轻静脉内压的双重作用。准爸爸每天睡前监督孕妈妈用这样的方法缓解水肿。

用心感受

宝贝和妻子的变化

你的宝贝：能分辨明暗了

胎宝宝的眼睛一会儿睁开，一会儿闭上，睡眠周期非常有规律，而且他已经能分辨明暗了，甚至可以追踪光源。有时候，他可以睁开眼睛并把头转向从妈妈子宫壁外透射进来光的方向。胎宝宝在看什么呢？是不是想要看清楚爸爸妈妈？

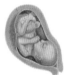 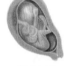 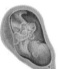

| 第 25 周 | 第 26 周 | 第 27 周 | 第 28 周 |

宝宝有话跟老爸说 老爸，我的动静越来越大了，你和妈妈是不是开始紧张了？你们不用担心，这说明我正在变得强壮、变得聪明呢！我正在努力长成一个人见人爱的聪明宝宝，你和妈妈要多给我准备点好吃的哦，嘻嘻！

25 周，胎宝宝的大小重量相当于 1 个木瓜，他继续发育，包括肺中的血管、恒牙的牙蕾等。连接母体和胎宝宝的脐带既厚又有弹性，外面是一层厚厚的胶状物质。现在胎宝宝还能抱起小脚和握紧拳头了。

木瓜

26 周，胎宝宝的肺、脊柱仍在发育中，眼睛已经形成，听觉也很敏锐，能随着音乐而移动。如果趴在孕妈妈的腹部仔细听，还能听到胎宝宝的心跳声。这周胎宝宝看起来像 1 个菠萝大小了。

菠萝

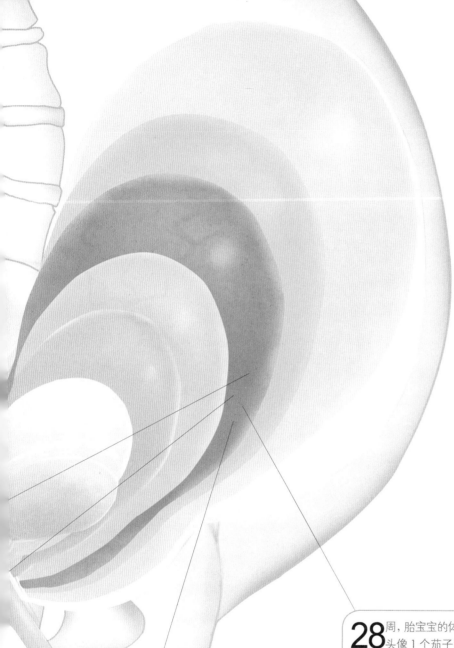

你的妻子：真的变"笨"了

孕妈妈的腹部继续变大，行动已经显得非常笨拙了，马上就要进入孕晚期了，孕妈妈咬紧牙关，坚持到底吧。准爸爸的任务更艰巨了，因为这时的孕妈妈更需要你的呵护，你要好好表现，让孕妈妈刮目相看。

▶ 乳房：乳房上会出现一些暗红色的妊娠纹，由于身体负荷继续加重，乳房胀痛也会变得更加强烈。

▶ 子宫：子宫继续增大，接近肋缘。

▶ 腹部：腹部迅速增大，向前挺得厉害，身体重心移到腹部前方。

茄子

28 周，胎宝宝的体重在一点点增加，个头像1个茄子那么大。男宝宝的睾丸还没有降入阴囊，女宝宝的阴唇尚不能覆盖阴蒂。胎宝宝现在最喜欢的就是准爸爸的声音，如果你和他说话，他会以胎动来交流。这是与胎宝宝培养感情的好时间。

27 周，快看，你家胎宝宝现在是不是有菜花那么大了？胎宝宝的肺继续发育，味蕾、虹膜、睫毛已基本形成。所以，此刻他能感觉不同的味道，还能觉察光线的变化。现在的胎宝宝，吸吮手指可是他的强项。

菜花

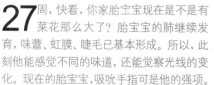

陪孕妈妈 做产检

孕 7 月,除了常规的检查项目,孕妈妈还可能会做 B 超检查、心电图检查,由此来了解胎宝宝的发育情况,以及胎盘的位置和成熟度。准爸爸要陪孕妈妈一起去,这样能第一时间看到可爱的胎宝宝。

本月产检项目

▶ **体重检查**:通过孕妈妈的体重增长情况对孕妈妈进行合理的饮食指导。

▶ **血压检查**:检测孕妈妈是否患有高血压或低血压。

▶ **尿常规**:便于医生了解肾脏的情况。

▶ **B 超检查**:可了解胎宝宝的发育情况有无异常。

▶ **听胎心音**:监测胎宝宝是否正常。

▶ **测量宫高、腹围**:了解胎宝宝宫内发育情况,是否发育迟缓或为巨大儿。

▶ **血常规**:是否有贫血迹象。

注:以上产检项目可作为孕妈妈产检参考,具体产检项目以医院及医生提供的建议为准。

产检前你需要做的准备

孕妈妈这个月要做 B 超,检查胎盘和胎位状况,有的孕妈妈也会做心电图检查,对于这些检查项目孕妈妈要怎样应对才能顺利通过,并能如实反映孕妈妈和胎宝宝的状况呢,准爸爸快来看看吧。

1 诊断前置胎盘

孕中期,胎盘占子宫腔一半的面积,因此,胎盘靠近宫颈内口或覆盖宫颈内口的概率高。孕晚期,胎盘占子宫腔的面积减少到 1/3 或 1/4,胎盘可以随着子宫体的上移而改变为正常位置。如果孕中期 B 超显示胎盘位置较低,可认为是前置胎盘状态,孕妈妈应定期做检查,如果到孕 28 周仍是如此,到孕 36 周可作诊断,确诊是否为前置胎盘。

2 心电图检查的注意事项

孕妈妈不要空腹做心电图,以免出现低血糖,引起心跳加速,影响心电图的结果,准爸爸要叮嘱孕妈妈吃早餐;不要在匆匆忙忙的状态下去做心电图,检查前最好先休息一会儿,等平静下来再做检查;检查时既不要紧张,也不要说话;准爸爸要一直在外面等候孕妈妈;如果身上有手表、手机,最好取下来放在一边,以免产生干扰。

3 量血压时要放松

一般血压有 2 个高峰,一个是在上午 6 点~10 点,另一个是在下午 2 点~8 点,一般在这 2 个时间段量的血压比较能反映血压的情况。孕妈妈一定不能忽略量血压这个检查。量血压时一定要放松,紧张时量出来的血压有些失常。此时孕妈妈可以先休息 15 分钟,安静下来以后再进行测量。

听专家说产检报告单

B超检查报告单如何显示胎盘位置和级别，心电图报告单该如何看，准爸爸和孕妈妈一定都很想知道，下面就跟着专家一起来学习一下吧。

B超检查报告单

胎盘位置：通常，胎盘位置多表示为胎盘位于子宫的前壁、后壁或侧壁，这些都是正常的。如果是前置胎盘，常提示异常情况的发生。

胎盘级别（GP）：B超单上常列出胎盘级别，孕28周，正常级别应在0~1级，你只需看后面的级别即可了解情况。

脐动脉的收缩压／舒张压血流比值：这与胎宝宝供血有关，通常情况下，随孕周增加，收缩压下降，舒张压上升，近足月时，这个比值小于3。

除此之外，B超单上会显示胎宝宝生长发育的数值，孕妈妈可参照各项数值与结果做对比，符合孕周即属正常。

看懂胎位检查结果

孕28周以后，医生常会做B超检查来查看胎宝宝的胎位，通常情况下，结果会有以下几种：头位、臀位、横位。

如果结果为头位，提示为正常胎位，孕妈妈无须担心。

如果是臀位、横位，则为胎位不正，应在医生指导下进行纠正。若到孕32周，再要纠正过来的可能性就不大了。

看懂心电图报告单

心电图指的是心脏在每个心动周期中，由起搏点、心房、心室相继兴奋，伴随着心电图生物电的变化，通过心电描记器从体表引出多种形式的电位变化的图形。心电图是心脏搏动的发生、传播及恢复过程的客观指标。孕中期做心电图检查是为了查看孕妈妈的心脏负担情况。因为随着孕期进展，胎宝宝的成长，孕妈妈需要的能量和营养也就越多，对心脏功能要求也就越高。做心电图检查可以确定是否存在异常，及时发现并预防妊娠并发症。

孕妈妈的心率在60~100次／分钟为正常。PR间期145毫秒，说明心房功能好，没有传导阻滞。ST没有异常，说明心肌供血正常。

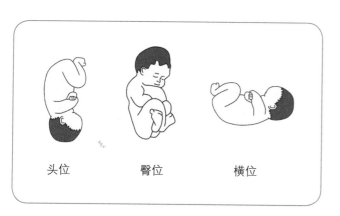

头位　　　臀位　　　横位

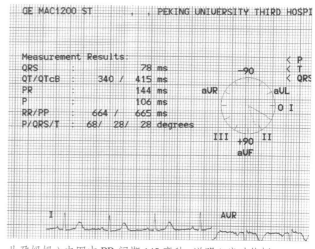

此孕妈妈心电图中PR间期145毫秒，说明心房功能好。

为孕妈妈
拍一张美美的大肚照

怀孕这个人生特殊时期对孕妈妈来说是多么珍贵呀，为了留住孕妈妈这一刻充满母爱的美，更为了给孕妈妈和未来的宝宝留下一个永远的纪念。准爸爸陪孕妈妈去拍一套或温馨、或可爱、或时尚的大肚照吧！这时候孕妈妈的肚子挺得已经够大了，正是拍大肚照的最佳时期，这可是不容错过的珍贵时刻。

拍照时让孕妈妈化淡妆

准爸爸和孕妈妈要提前和摄影师或影楼工作人员预约好拍摄时间，最好选择比较温暖不太热的时候。如果是在夏天，最好是在上午的时候拍外景。提前一天将头发洗干净，最好不要绑头发。和化妆师沟通好，只化淡妆，并尽量缩短化妆的时间。敏感肌肤最好自带化妆品。

侧身照凸显腹部曲线

侧身照凸显腹部曲线，孕妈妈拍照时最好多拍侧身照，可以凸显孕妈妈的腹部轮廓。拍照时，孕妈妈根据摄影师的指导做一些简单的姿势即可，手可以自然叉腰或抱腹。给孕妈妈和胎宝宝拍完之后，准爸爸最好也可以加入，拍几张幸福的全家福。这是你们一家三口独特而甜蜜的时光，准爸爸不要觉得害羞，勇敢一点吧。

掌握拍大肚照技巧，变美就在一瞬间

看到别人的大肚照都很漂亮，孕妈妈就会很羡慕，别担心，只要准爸爸和孕妈妈学会了这几点拍照技巧，你们拍出的照片也会美美的。

1 姿势随意要抓拍

很多人都知道拍照要好看，最主要的就是拍照的姿势了，孕妈妈和常人不同，没办法摆出很多复杂的姿势，而且摆造型或者摆姿势的时候很容易劳累，这就要求拍照的人要学会抓拍，孕妈妈平时的一举一动都是"孕"味十足的，抓拍好就可以了。

2 服装简单

一般来说，选择丝滑的面料，款式比较简单易穿着的服装比较好。这样换装比较方便，孕妈妈也不会因为拍照而过于劳累。如果有裹布类型的服装孕妈妈可以直接选择。

3 拍摄时间不要过长

如果拍照时间过长，孕妈妈身体可能会吃不消。一般拍二三十张就可以了，不用频繁换衣服，这样孕妈妈才会有活力，否则会因为劳累而影响拍照质量，甚至影响腹中的胎宝宝。

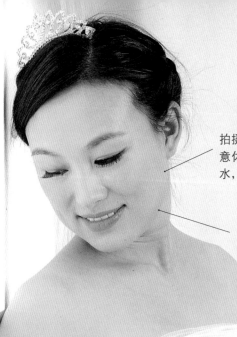

拍摄前一天晚上要注意休息，不要喝太多水，以防止脸部水肿。

尽量少用化妆品，不要用含铅的化妆品，尤其是唇彩。

选择专门的影楼 ✓

准爸爸要选择专门给孕妈妈拍摄的影楼，这样专业性会比较强，而且有很多孕妇服装可以选择。另外，在拍摄前准爸爸一定要和影楼人员预定好时间，以免等候太长时间。

拍摄环境不要太封闭 ✗

孕妈妈拍摄大肚照最好选择空气流通的地方，环境不可太封闭，以免空气不好，影响孕妈妈的健康状况。

孕妈妈可以拿一些简单的道具，但不要追求高难度动作。

鼓励孕妈妈把肚子露出来

既然是拍大肚照，孕妈妈一定要拍一组露出大肚的照片。孕妈妈可以带一件准爸爸的大衬衫，只系最上面的3颗纽扣，剩下的部分可以自然垂下，大肚肚就会露出来；下身穿上牛仔裤就可以了。也可以穿运动上衣配上运动裤，活脱脱的运动宝贝。为了追求梦幻飘逸的感觉，孕妈妈还可以带一条长长的裙子。

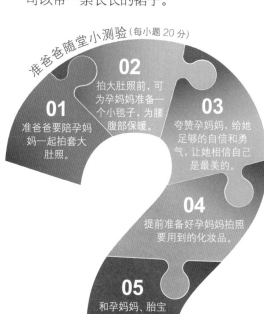

准爸爸随堂小测验（每小题20分）

01 准爸爸要陪孕妈妈一起拍套大肚照。

02 拍大肚照前，可为孕妈妈准备一个小毯子，为腰腹部保暖。

03 夸赞孕妈妈，给她足够的自信和勇气，让她相信自己是最美的。

04 提前准备好孕妈妈拍照要用到的化妆品。

05 和孕妈妈、胎宝宝一起拍一张全家福。

80~100分 棒棒哒，再接再厉！
60~80分 及格啦，继续努力！
<60分 要做好榜样呦！

为妻子
赶跑孕期抑郁

很多时候，准爸爸会简单地把孕妈妈的沮丧和抑郁归结为一时的情绪失调。其实，这是因为孕期激素水平迅速升高而引起的。找到孕妈妈抑郁的原因和根源，采取相应的办法，才能使孕妈妈和胎宝宝快乐度过这段美好时光。

导致孕期抑郁的原因

怀孕期间体内激素水平的显著变化，会引起孕妈妈情绪波动变大。孕妈妈很可能在怀孕 6~10 周时初次经历这些变化，然后在孕中晚期再次体验到这些变化。

激素的变化将使孕妈妈比以往更容易感觉焦虑。因此，当孕妈妈开始感觉比以往更易焦虑和抑郁时，应提醒自己，这些都是怀孕期间的正常反应，以免为此陷入痛苦和失望的情绪中不能自拔。

孕期抑郁的症状

如果在一段时间（至少 2 周）内有以下 4 种或以上的症状，则可能已患有孕期抑郁症。如果其中的一两种情况近期特别困扰孕妈妈，则必须引起高度重视。准爸爸要注意观察，如果孕妈妈有抑郁的症状，准爸爸要及时给予安慰。

1.不能集中注意力。

2.焦虑。

3.极端易怒。

4.睡眠不好。

5.非常容易疲劳，或有持续的疲劳感。

6.不停地想吃东西或者毫无食欲。

7.对什么都不感兴趣，总是提不起精神。

8.持续情绪低落，想哭。

9.情绪起伏很大，喜怒无常。

另外一些容易导致孕期抑郁症的诱因有：家族或个人的抑郁史、人际关系方面出现问题等。

远离孕期抑郁的小窍门

多交流：保证每天有足够的时间和准爸爸在一起，并保持亲密的交流。如果身体允许，可以考虑一起外出度假，尽可能营造温馨的家庭环境。

把坏情绪表达出来：向亲人和朋友们说出自己对于未来的恐惧和担忧，告诉他们自己对怀孕感到恐慌和害怕。相信他们一定会给予孕妈妈安慰和帮助。

转移注意力：孕妈妈可以在孕期为胎宝宝准备一些出生后要用的东西，比如衣服、帽子和鞋袜等，看着这些可爱的小物品，想着宝宝出生后的幸福生活，孕妈妈会感觉心情愉快，对缓解孕期抑郁有帮助。

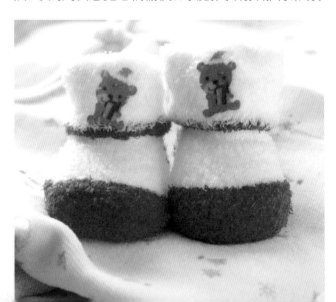

孕妈妈心情不好怎么办

　　随着时间的推移，孕妈妈可能会给自己制造较大的压力。这些压力主要来自于对临产的担忧、对分娩疼痛的恐惧以及对哺育宝宝的不自信等。而且在孕晚期的时候，孕妈妈体内的激素变化也会导致孕妈妈更容易感到焦虑、不安。准爸爸对孕妈妈可能产生的情绪变化要有心理准备，每天都要有意识地为妻子创造一个轻松的氛围。

　　和孕妈妈散步、看电影，或者是讲一讲白天工作上好玩的事，让孕妈妈转移下注意力，不要让她每天只是沉浸在自己的情绪中，鼓励她有什么都说出来、有情绪都表达出来。孕妈妈心中的压力很可能是一天天累积下来的，准爸爸帮她减轻压力也要有耐心，每天都做一些让她放松的事，让她每天都笑一笑，坚持几天才可能看到效果。

准爸爸的陪伴很重要

　　陪孕妈妈做运动：随着肚子越来越大，孕妈妈体重的增加，使得身体懒懒的，不愿意运动。这时，准爸爸可要做好监督和陪练的工作。因为孕妈妈进行适当的运动既能控制体重，又能提高身体的免疫力，还能改善妊娠的各种不适。早上起床后，或者晚饭后，陪孕妈妈做做孕妇操或孕妇瑜伽，哪怕只是简单地散散步，都能起到锻炼的作用。

　　陪孕妈妈一起参加孕期课堂：陪孕妈妈一起参加孕期课堂，可增加准爸爸对怀孕及分娩的知识，还可以指导孕妈妈做产前运动和练习拉梅兹呼吸法，这能使分娩更顺利，更可缓解孕妈妈的焦虑，知道准爸爸随时在身旁支持，会增加孕妈妈勇敢面对分娩的信心。

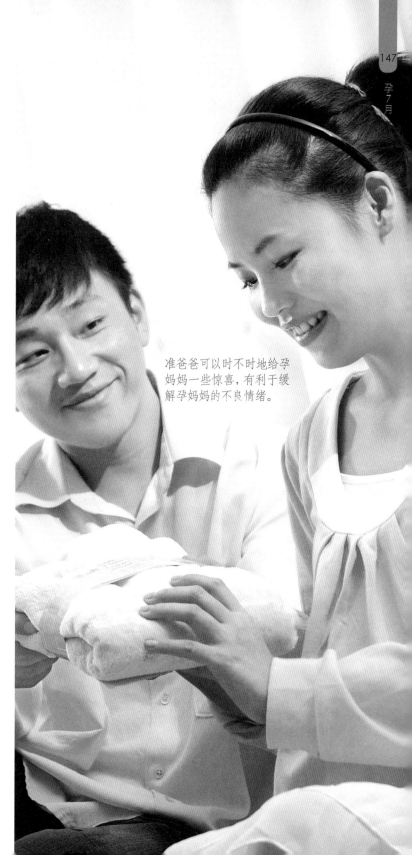

准爸爸可以时不时地给孕妈妈一些惊喜，有利于缓解孕妈妈的不良情绪。

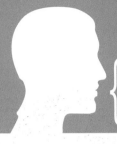

开始为宝宝准备物品吧

到了这个月，准爸爸应该和孕妈妈一起着手准备宝宝物品了。目前孕妈妈身体较为舒适，方便逛街购物，而且现在距离分娩还有很长一段时间，时间充裕不必着急，物品可以慢慢挑选，万一有什么遗漏也有时间再购置。通常孕妈妈会花很多时间和心思来挑选宝宝物品，准爸爸不要觉得不耐烦，有空的时候要陪着妻子一起挑选，孕妈妈上街的时候要充当好她的"保镖"和"搬运工"。

不要想着一次买齐

很多孕妈妈觉得什么东西都需要买，等到宝宝出生后才发现买了很多不实用的东西。所以，孕妈妈在买东西之前，准爸爸最好建议她向有经验的妈妈们取取经，问问她们在做分娩准备的时候，什么东西是要多准备的，什么是买了根本没用的，再根据她们的建议购置。

一个品种不买太多

宝宝长得快，宝宝装很快就穿不上了，小号的奶嘴、纸尿裤也会很快过渡到中号或大号，加上季节更替，一个品种备多了，用不上反而浪费。所以准爸爸和孕妈妈在给宝宝准备物品时，一个品种不要买太多，够用就可以了。

准备宝宝物品要注意

准爸爸和孕妈妈在准备宝宝物品前，先来看看有哪些需要注意的吧。

1 直接说出自己的需求

对好友或家人，可以在他们征求你的意见时，直接把你的需要告诉他们，既给他们省了事，你也得到了最需要的东西，还能避免礼物的雷同。

2 买打折的品牌商品

一些大的品牌商场，会在一定的时候推出打折的商品，可以趁此机会采购一些，既能保证质量，又能节省开支。

3 没必要都买新的

只穿过几个月的孕妇装，只下过几次水的宝宝装，从家人朋友那儿传过来的这些东西，只要质量好，尽可放心使用，能够为你节省不少开支。

4 暂时可以不买的

不要想在分娩前把宝宝出生以后很长时间的东西都预备齐了。月子以内需要的物品备齐了就行，如果想从容些，最多备到宝宝3个月用的就足够了。

双胞胎或多胞胎家庭需怎样准备

怀有多胞胎的孕妈妈在准备待产包时，宝宝的东西就需要多准备了。双胞胎孕妈妈需要多准备宝宝的衣物、奶瓶、尿片等，但像婴儿床、蚊帐这些宝宝可以共用的物品，孕妈妈准备一份就可以了。多胞胎的孕妈妈分娩所需要的物品种类不需要增多，和怀有一个宝宝的孕妈妈一样。

如何布置宝宝的房间

在整个儿童期，宝宝可能使用同一个房间，所以装饰必须能与他一起成长。简单的背景颜色，时尚的点缀，使其可以随宝宝的成长随时更换。家具必须结实，边角圆滑，最好选购安全的天然材质制品。白天光照要充足，也要安装一盏晚间照明灯。厚窗帘可以防止宝宝被外面的强光照醒。

准爸爸随堂小测验 (每小题 20 分)

02 主动了解如何照顾新生儿。

01 和孕妈妈一起为宝宝挑选衣物。

03 通过书籍、录像等了解分娩的注意事项。

04 买回来的宝宝衣物要先清洗。

05 开始着手布置宝宝房间，为宝宝选择适合他的家居用品。

80~100 分 棒棒哒，再接再厉！

60~80 分 及格啦，继续努力！

<60 分 要做好榜样呦！

准爸爸私人订制小厨房

日益增大的腹部可能会导致孕妈妈胃口下降，准爸爸这时候要充分展示自己的厨艺，多做一些孕妈妈喜爱吃的菜品，同时要提醒孕妈妈每天补充不少于 2 000 毫升的水分，包括粥、汤、饮料及直接饮水等，以满足母子二人的代谢需求。

胎宝宝所需重点营养素

B 族维生素　让胎宝宝健康又聪明

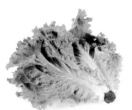

生菜尽量做熟吃，避免生吃。

供给量： B 族维生素能促进蛋白质、碳水化合物、脂肪酸的代谢合成，维持和改善上皮组织，如保证眼睛的上皮组织、消化道黏膜组织的健康。孕妈妈维生素 B_1 的推荐日摄入量为 1.5 毫克；维生素 B_2 的推荐日摄入量为 1.8 毫克。

食物来源： 富含维生素 B_1 的食物：羊肉、西葫芦、黄瓜、芦笋、豌豆、生菜。富含维生素 B_2 的食物：蘑菇、圆白菜、芦笋、西蓝花、南瓜、豆芽、番茄、牛奶。

水　不可忽视的营养素

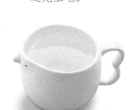

孕妈妈每日喝6~8杯水即可。

供给量： 为了把更多的营养输送给胎宝宝，并加速各类营养素在体内的吸收和运转，孕妈妈不可忽视水的补充。孕妈妈每日饮水量约为 1 200 毫升，每天保证 6~8 杯水即可。

食物来源： 直接将自来水烧开后的白开水是补水的最佳选择。

各种矿物质　宝宝更健康

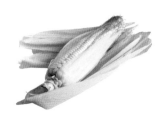

供给量： 矿物质在整个孕期都十分重要，随着胎宝宝发育的加速和母体的变化，各种矿物质的需求量也相应增加，特别是对钙、铁、碘、锌等矿物质的需求尤为迫切。

食物来源： 铁在菠菜、瘦肉、蛋黄、动物肝脏中含量较高。铜在动物肝肾、鱼、虾、蛤蜊中含量较高。锌在鱼类、肉类、动物肝肾中含量较高。硒在小麦、玉米、大白菜和海产品中含量较丰富。碘在海带、紫菜、海鱼、海盐等食物中含量丰富。

脂肪　提升胎宝宝智力

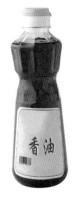

供给量： 膳食中如果缺乏脂肪，会导致胎宝宝体重不增加，并影响大脑和神经系统发育。孕妈妈每天需要摄入约 60 克的脂肪，每天 2 个核桃、25 克植物油，再加 1 把松子或瓜子基本就可以满足需要。

食物来源： 我们一般从以下食物中摄入脂肪：各种油类，如花生油、豆油、菜子油、香油等；奶类、肉类、蛋类；此外，还有花生、核桃、芝麻、蛋糕等。

本月饮食宜忌

预防妊娠纹宜吃的几种食物

不断出现的妊娠纹困扰着孕妈妈，让孕妈妈烦躁不已。下面推荐几种预防妊娠纹的食物，准爸爸用它们做几道拿手好菜，为孕妈妈赶走恼人的妊娠纹吧。

▶ 对抗妊娠纹"火力最强的武器"就是番茄，它含有的番茄红素有较强的抗氧化能力。

▶ 西蓝花含有丰富的维生素A、维生素C和胡萝卜素，能增强皮肤的抗损伤能力，保持皮肤弹性。

▶ 三文鱼肉及其鱼皮中富含的胶原蛋白是皮肤最好的"营养品"，能减慢机体细胞老化，使皮肤丰润有弹性，并远离妊娠纹的困扰。

▶ 猪蹄中丰富的胶原蛋白可以有效对付妊娠纹，增强皮肤弹性，延缓皮肤衰老。

▶ 黄豆中所富含的维生素E能抑制皮肤衰老，增加皮肤弹性，防止黑色素沉着于皮肤。

宜多吃含钙食物预防抽筋

本月要继续增加钙质的摄入量，保证每天1 000毫克左右。孕妈妈要多吃海带、芝麻、豆类等食物，每天喝1杯牛奶。除此之外，还应适当进行户外活动，多进行日光浴。采用左侧卧位，注意下肢的保暖，睡前对腿脚部进行按摩等也能预防抽筋。

"糖妈妈"应注意餐次分配

"糖妈妈"在饮食上要多加注意。因为一次进食大量食物会造成血糖快速上升，容易产生酮体，发生糖尿病酮症酸中毒；而空腹太久，则易出现低血糖昏迷。所以建议少食多餐，将每天应摄取的食物分成五六餐，特别要避免晚餐与隔天早餐的时间相距过长，所以睡前要吃些点心。

不宜体重增长过快

孕中期是孕妈妈体重迅速增长、胎宝宝迅速成长的阶段，主食最好是米面和杂粮搭配，副食则要全面多样、荤素搭配，孕妈妈要控制体重，避免体重增长过快。

不宜吃刺激性食物

怀孕7个月已临近孕晚期，若此时孕妈妈常吃芥末、辣椒、咖喱等刺激性食物，容易给胎宝宝带来不良刺激。此外孕妈妈本身就容易呈血热阳盛状态，而这些辛辣食物性温，会加重心情烦躁等症状。

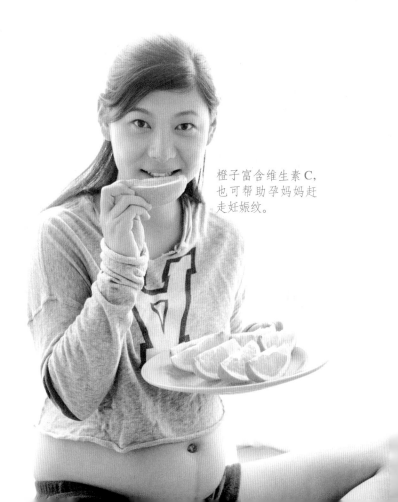

橙子富含维生素C，也可帮助孕妈妈赶走妊娠纹。

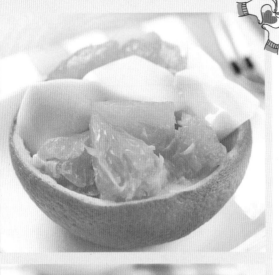

爱心营养餐

橙香奶酪盅

原料：橙子 1 个，奶酪布丁 1 盒。

做法：①在橙子 2/3 处切一横刀，用小勺挖出果肉。②果肉去筋去膜，撕碎备用。③在橙子内填入奶酪与撕碎的橙肉，拌匀即可。

营养功效：奶酪被称为"浓缩的牛奶"，蛋白质和钙含量十分丰富，对胎宝宝此时呼吸系统的发育和听力的发展十分有利。

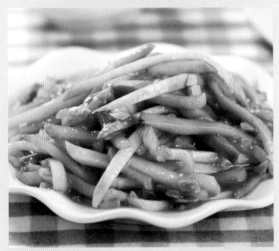

糖醋西葫芦丝

原料：西葫芦 1 个，蒜末、花椒粒、盐、陈醋、白糖、淀粉各适量。

做法：①西葫芦洗净，去子，切丝。②锅内放油，放入花椒粒，炸至变色，捞出花椒。③油锅里放入蒜末，煸出香味，倒入西葫芦丝翻炒。④盐、白糖、陈醋、淀粉和水调成汁，沿锅边淋入锅里，翻炒均匀。

营养功效：西葫芦含有多种 B 族维生素，可保持胎宝宝体内细胞能量充沛。

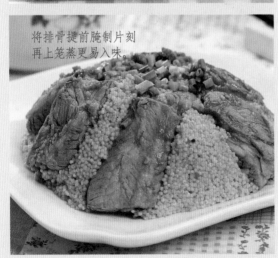

将排骨提前腌制片刻再上笼蒸更易入味。

小米蒸排骨

原料：排骨 400 克，小米 50 克，料酒、冰糖、甜面酱、豆瓣酱、菜子油、盐、葱花、姜末各适量。

做法：①排骨洗净，斩段；小米淘洗干净后用水浸泡待用。②排骨加豆瓣酱、甜面酱、冰糖、料酒、盐、姜末、菜子油拌匀，装入蒸碗内，加入小米，上笼锅用大火蒸熟，取出扣入圆盘内，撒上葱花即可。

营养功效：小米富含铁和膳食纤维，是孕妈妈的补益佳品。

培根菠菜饭团

原料：条状培根1袋，米饭1碗，菠菜1棵，香油、海苔碎、盐各适量。

做法：①菠菜洗净后放入沸水中，加入少许盐略焯，捞出放入凉水中，挤干水，切成末。②菠菜末放入碗内，调入香油拌匀，再加入米饭，撒入海苔碎拌匀。取一小团拌好的菜饭捏成椭圆形饭团。③用培根将饭团裹起来，放入不粘锅内小火煎5分钟即可。

营养功效：菠菜富含铁和胡萝卜素，对这一时期胎宝宝眼睛的发育很有好处。

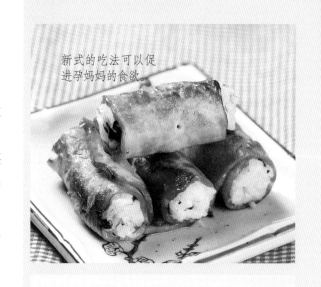

新式的吃法可以促进孕妈妈的食欲。

炒馒头

原料：馒头1个，木耳5朵，番茄、鸡蛋各1个，盐、葱花各适量。

做法：①馒头掰成小块；木耳泡发、洗净、切块；番茄洗净、切块；鸡蛋打散。②油锅烧热，将馒头块倒入锅中用小火烘，直到馒头块外皮微黄酥脆，盛出备用。③锅里加油，放入木耳块翻炒，倒入打散的鸡蛋液，再加番茄块和少许水（以免粘锅），最后加馒头块和盐翻炒均匀，撒上葱花即可。

营养功效：木耳和鸡蛋含铁丰富，可有效满足此时胎宝宝肝脏发育对铁的需求。

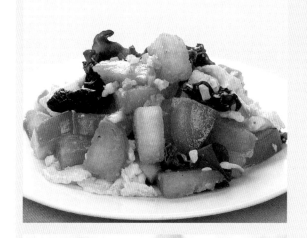

桂花糯米糖藕

原料：莲藕1节，糯米50克，麦芽糖、冰糖及糖桂花各适量。

做法：①莲藕刮去表皮，洗净；糯米洗净，沥干水；切去莲藕的一头约3厘米做盖用，将糯米塞入莲藕孔，再将切下的莲藕盖封上，插上牙签固定。②将莲藕放入锅中，加水没过莲藕；再加入麦芽糖，大火烧开后，改小火煮1小时；出锅前加入冰糖及糖桂花，取出切片即可。

营养功效：味甜清香，糯韧不黏，具有润燥通便的作用，适宜孕妈妈在秋季食用。

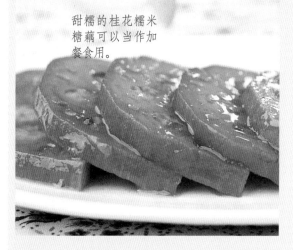

甜糯的桂花糯米糖藕可以当作加餐食用。

准爸爸胎教大课堂

此时，胎宝宝的听觉系统已经发育得较完善，准爸爸和孕妈妈要把握好这个时间段，尽可能多抽出时间来给胎宝宝做胎教，培养胎宝宝对声音的接受能力。

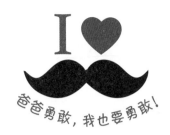

爸爸勇敢，我也要勇敢！

故事胎教：《章鱼的神奇本领》

胎宝宝像一个神奇的小天使，变得可爱又聪明，准爸爸是不是着急见到他了？而且他会"跳舞"、会"打拳"……本领多着呢！

海龟哥哥这几天很高兴，因为他认识了一位新朋友——章鱼弟弟。趁着今天没事，他来到了章鱼弟弟生活的藻丛边。

可是，章鱼弟弟不在，找了半天也没有找到他。

海龟哥哥来到了珊瑚礁旁边。哇，眼前这些粉红色的珊瑚好漂亮呀。忽然，一条粉红色的章鱼游了过来。

海龟哥哥连忙迎上前去："这位章鱼姐姐，你有没有看见章鱼弟弟呀？"

"我就是章鱼弟弟呀，你怎么不认识我啦？"

天啊，海龟哥哥这才看清楚，原来这就是章鱼弟弟。

"可你身上的颜色怎么不一样了？"海龟哥哥吃惊地问道。

章鱼弟弟笑了："因为我可以根据四周的环境，随时变换自己皮肤的颜色。这样，就可以更好地隐藏自己了。"

正说着，一条大鲨鱼突然向他们扑了过来。

章鱼弟弟马上释放出一团墨汁。哇，海水一下子就被染黑了。海龟哥哥和章鱼弟弟连忙趁机逃走了。

大鲨鱼只好灰溜溜地游走了。

海龟哥哥奇怪地问章鱼弟弟："你从哪里找来的墨汁呀？"

章鱼弟弟笑了起来："这些墨汁是我们的身体制造的，平常就藏在我们身体下方的墨囊里。不过贮满一囊墨汁需要很长的时间，所以不到万分危急的情况，我们是绝不会释放的。"

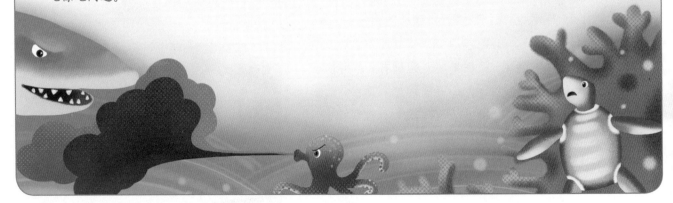

英语胎教:《What a Happy Day》(多么快乐的一天)

胎宝宝可真高兴呀,他把双手都举起来了。举起小手是要干什么呢?是不是想跟爸爸妈妈打声招呼?

What a Happy Day	多么快乐的一天
Hi, baby!	嗨,宝贝!
The sun come out.	太阳公公出来了,
Do you want to go outside?	你想到外面看看吗?
We may feel the same feeling.	我们应该有着同样的感受。
What a happy day!	多么快乐的一天啊!
Your happiness is my happiness.	你的快乐就是我的快乐。
When you are happy, mommy's happy, too.	你开心,妈妈也会开心。
Happiness uplifts our days.	快乐给予我们激情,
Happiness strengthens us.	快乐使我们坚强。
What a cheerful day!	多么快乐的一天啊!
What a shiny day!	多么明媚的一天啊!

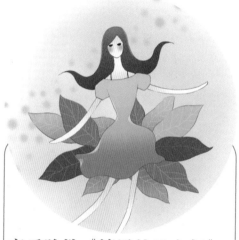

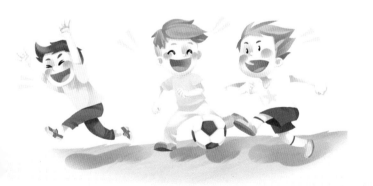

音乐胎教:《糖果仙子之舞》

这部舞剧音乐充满了单纯而神秘的神话色彩,具有强烈的儿童音乐特色。孕妈妈要仔细聆听,认真感受,随着旋律,孕妈妈可闭眼畅想仙子们的美丽舞蹈,并与胎宝宝联系起来,勾勒一下他的样子。将这份甜蜜与美好注入体内,作为孕育胎宝宝的养料吧!

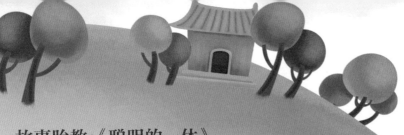

故事胎教:《聪明的一休》

准爸爸是不是也觉得一休又可爱又聪明? 不要羡慕啦,你
的宝宝也是这样一个机灵鬼呢,有时间就把一休的故事讲给胎
宝宝听,胎宝宝听了会更有智慧的。

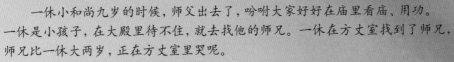

一休小和尚九岁的时候,师父出去了,吩咐大家好好在庙里看庙、用功。
一休是小孩子,在大殿里待不住,就去找他的师兄。一休在方丈室找到了师兄,
师兄比一休大两岁,正在方丈室里哭呢。

"你哭什么?"一休问道。

"不得了了,我惹大祸了!"

一休说:"我们是学禅的人,不能哭啊!"

"你不知道,这柜子里有师父最喜欢的东西,他平时背着我拿出来看,自己欣赏,就是不让我
看,今天师父走了,我实在忍不住了,想看看到底是什么。我就打开了,看见是个瓷器,我也拿在
手里玩一玩,看一看,一下子给摔碎了。这回不得了了,师父回来我没法过日子了,我真的倒霉了!"

"唉! 你别哭了,你把这个东西交给我,算是我摔的。"

师兄说:"算是你摔的? 我怎么报答你呢? 这样吧,师父本来让我去看方丈的,给我带了馒头吃,
我给你吃。""好,馒头归一休吃,瓷器算一休摔的。"说完,一休就把碎瓷片包在一块儿搁在口袋里了。

师父回来一进门就问:"一休呀,你在用功吗?"

"啊! 我一整天都在大殿参禅,参一个问题,我参得非常专心。"

师父说:"你参的什么问题呀?"

他说:"我就是要参,到底有没有一个人是永生的?"

"哎呀! 我的傻徒弟啊,哪有一个人是永生的,一切都无常啊,哪有一个人能永生哪!"

"啊! 这样啊! 师父,人都是要离去的,通通是无常的,没有人永生。那么东西呢? 有没有一样
东西能够常存啊?"

"一样啊,无情之物也是无常啊! 总是要坏的,因缘聚了就有,因缘散了就坏。"

"噢,是这样,这样的话,如果我们心爱的东西要是坏了的话,我们也不应该伤悲啊!"

"对呀! 缘散就坏了,自己心爱的东西缘散了,就没有了。"

"师父,这儿有一个缘散就坏了的东西。"一休把口袋里一包碎瓷交给师父,师父接过来看了看,
没有发脾气。

就这样,一休用自己的智慧聪明地化解了师兄的遭遇,也安抚了师父,让他不必动气。

多么聪明的小一休呀!

国学胎教:《念奴娇·赤壁怀古》

　　《念奴娇·赤壁怀古》是一首旷世佳作。苏轼中年被贬官黄州,站在赤壁矶上,看着浩浩荡荡的长江水,不免感怀人生。上半阕写景,下半阕抒怀,倾注了作者昂奋的豪情和旷达的思绪。准爸爸可以为胎宝宝朗诵这首词,男低音更能休现出词中的昂扬斗志,计胎宝宝体会出那种为人立世的"大情怀"。

念奴娇·赤壁怀古

[宋]苏轼

大江东去,浪淘尽,千古风流人物。

故垒西边,人道是:三国周郎赤壁。

乱石穿空,惊涛拍岸,卷起千堆雪。

江山如画,一时多少豪杰。

遥想公瑾当年,小乔初嫁了,雄姿英发。

羽扇纶巾,谈笑间樯橹灰飞烟灭。

故国神游,多情应笑我,早生华发。

人生如梦,一尊还酹(lèi)江月。

准爸爸胎教: 带胎宝宝亲近大自然

　　准爸爸机智、幽默,最适合即兴发挥,为宝宝讲讲大自然。

　　每天的散步时间,是一家三口接触大自然最好的时机。一年四季,总有不同的景色,而万事万物也随着时间的流逝,变换着不同的颜色,不同的形式。所以,只要眼睛能看见的事物,对于胎宝宝都是那么新鲜、有趣,这些都值得准爸爸亲自讲解呢。草为什么是绿色的? 白云为什么有那么多的形状? 小麻雀为什么不会走路?

　　如果可以,准爸爸带孕妈妈和胎宝宝去近郊看看乡村才有的夕阳吧,如果你想唱歌,或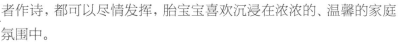者作诗,都可以尽情发挥,胎宝宝喜欢沉浸在浓浓的、温馨的家庭氛围中。

　　准爸爸还可以种些花草,养几条小鱼,足不出户就可以让胎宝宝感受大自然的气息。

　　总之,尽管施展你作为博学多才的准爸爸的所有魅力吧。

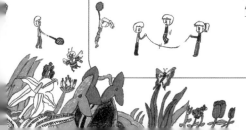

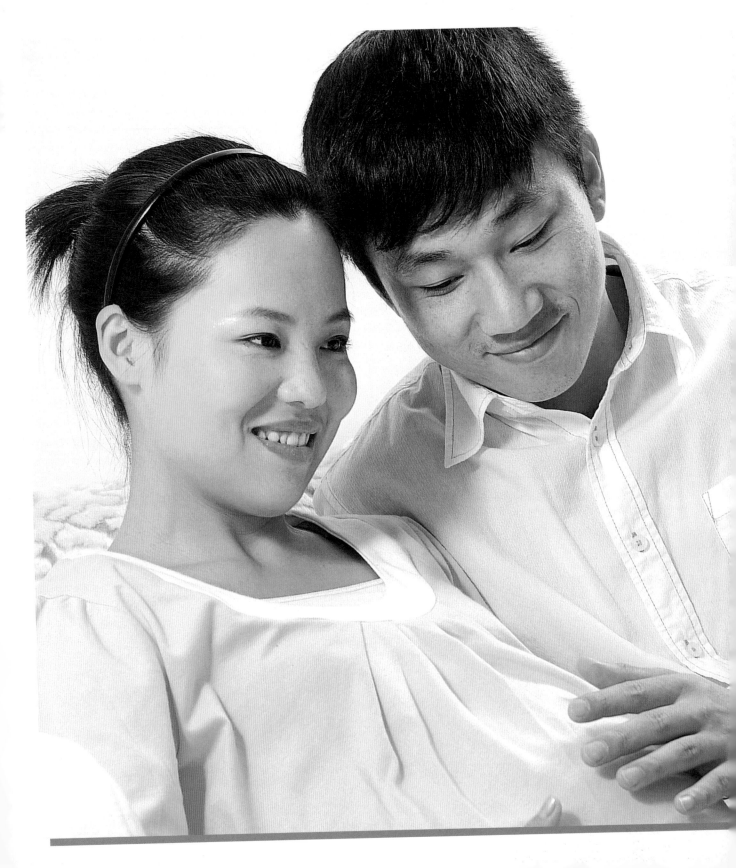

胎宝宝越来越大了，孕妈妈的身体愈发显得笨重，走路也要慢慢地，胎宝宝好像很急呢，一直在劲头十足地踢孕妈妈的肚子，好像在给孕妈妈加油呢！孕妈妈这时候再也不能匆匆忙忙地走路了，还是慢慢走吧，这样才能欣赏到更多的景色啊。每2周1次的常规产检仍要正常进行，准爸爸依然不能缺席。

一眨眼的工夫，就到孕晚期了，孕晚期孕妈妈肚子越来越大，身体出现的不适症状越来越多，需要注意的细节也比较烦琐，准爸爸要再细心一点。

500 克

孕晚期孕妈妈每周的体重增加不宜超过 500 克，准爸爸每周要定时记录孕妈妈体重增长量，若增加过快或过慢都应引起重视。

2 次

若孕妈妈出现乳头凹陷，可通过做"十字操"来纠正，但要注意拉乳头时手法和动作都要轻柔，时间不能太长，每天 2 次，每次重复10~20 次即可。

8< 怀孕月数 <9

怀孕达 8 个月但不足 9 个月的孕妈妈，需要在乘飞机前 72 小时内提供省级以上医疗单位盖章的《诊断证明书》，经航空公司同意后方可购票乘机。

<3 克

如有水肿及妊娠高血压的孕妈妈，每日食盐量应控制在 3 克以内，否则会加重水肿及妊娠高血压。

1500 毫克

孕晚期胎宝宝增长速度加快，骨骼、肌肉发育所需的钙质大大增加，孕妈妈宜补钙，每天摄入钙质应增加到 1500 毫克。

用心感受
宝贝和妻子的变化

你的宝贝：喜欢睁眼和闭眼

这个月胎宝宝眼睛的变化非常明显，活动时睁开，休息时闭上。就像漆黑夜空中一闪一闪的小星星，不停地眨眼睛，又好像是一个调皮的小孩子在和爸爸妈妈捉迷藏。准爸爸你要经常和你的宝宝互动，他看到你会更开心地眨眼睛的。

第 29 周　　第 30 周　　第 31 周　　第 32 周

宝宝有话跟老爸说 我现在已经是一个耳聪目明的宝宝啦，我能听到你和妈妈的声音，还能感觉到你为我准备的卧室里有一盏散发柔和光线的台灯，我真是太喜欢了。但是爸爸你还要留意我的胎位，羊水太多了，我每天都在"游泳"，可能一不小心胎位就不正了。

29 周，胎宝宝的大脑和内脏器官继续发育，因为大脑的沟回增多，神经细胞之间的联系使得脑的作用加强了，能控制呼吸和体温。此时，胎宝宝头和身体的比例已经协调。胎宝宝的大小看起来像 1 个小南瓜。

小南瓜

30 周，胎宝宝已经有 1 棵圆白菜那样大了，他的头发越来越密，骨骼也变硬了，现在他正不断地囤积脂肪。胎宝宝的大脑和肺继续发育，骨髓开始造血。他已经喜欢头朝下的姿势了，这可是标准的分娩姿势。

圆白菜

你的妻子：甜蜜的"腹"担

胎宝宝和孕妈妈的体重都在迅猛增加，孕妈妈连走路都会觉得费力，还会感到憋气，这是因为肚中的胎宝宝也需要孕妈妈吸入的氧气。孕妈妈可能有些健忘，准爸爸就做孕妈妈的备忘录吧，随时提醒孕妈妈她可能忘记的事情。

▶ 乳房：乳房上一条条淡红色的花纹更多了。

▶ 子宫：子宫向前挺得更为明显，孕妈妈无论是站立还是走路，不得不挺胸昂头，呈现出一幅"矜持和骄傲"的姿态。

▶ 腹部：腹部越来越大，使孕妈妈身体十分沉重，行动更加困难。

白兰瓜

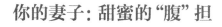

32 周，胎宝宝依然热衷于睁眼和闭眼的玩耍。此时，胎宝宝的内脏器官已经发育成熟，脚趾甲和头发也长得差不多了。最重要的是，他的五种感觉器官已经完全发育好并开始运转了。现在胎宝宝体重增长速度相当快，胎宝宝的大小相当于1个白兰瓜。

椰子

31 周，胎宝宝身长增长速度趋缓而体重迅速增加，看起来像个小椰子。胎宝宝眼睛的变化非常明显，活动时睁开，休息时闭上，他还能辨别明暗，甚至能跟踪光源。

陪孕妈妈做产检

孕 32 周开始，每次产检都要进行胎心监护，有腿脚抽筋的孕妈妈，还需要做血钙检查。产检项目依然很多，准爸爸还是要陪孕妈妈做产检，让孕妈妈安心陪伴腹中的胎宝宝。

本月产检项目

▶ B超检查：主要目的是监测胎宝宝发育情况、羊水量、胎盘位置、胎盘成熟度及胎宝宝有无畸形，了解胎宝宝发育与孕周是否相符。

▶ 胎心监护：一般从孕 32 周开始，借助仪器记录下短时间的胎宝宝心率的变化，推测出宫内胎宝宝有无缺氧。

▶ 体重检查：通过孕妈妈的体重增长情况对孕妈妈进行合理的饮食指导。

▶ 血压检查：检测孕妈妈是否患有高血压或低血压。

▶ 尿常规：便于医生了解肾脏的情况。

▶ 骨盆内测量：为孕妈妈分娩做准备。

▶ 白带检查：判断孕妈妈是否有生殖道感染。

▶ 血常规：例行检查孕妈妈身体状况，是否有贫血。

注：以上产检项目可作为孕妈妈产检参考，具体产检项目以医院及医生提供的建议为准。

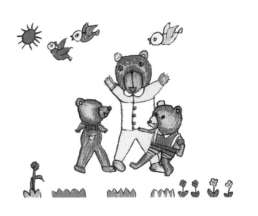

产检前你需要做的准备

进入孕 8 月，孕妈妈这个月需要做 2 次产检。孕晚期产检是很重要的，准爸爸快来看看你能为孕妈妈做些什么吧。

1 骨盆内测量时要放松

在进行骨盆内测量时，有些孕妈妈会感到不舒服，甚至疼痛。所以，在医生检查时，孕妈妈应先做深呼吸运动，同时放松腹部肌肉。孕妈妈还应注意，在做测量时，不要大喊大叫，这时孕妈妈要做的就是放松。

2 胎心监护时选好姿势

孕妈妈不同体位对胎心监护的结果有明显影响。孕妈妈平卧时胎宝宝的缺氧情况明显高于左侧卧位时。当母体平卧时，子宫压迫主动脉，子宫动脉供血减少，胎盘灌注减少，导致胎心监护（NST）出现无反应型。

3 准爸爸要及时安慰焦躁的孕妈妈

胎心监护也许会做 1 个小时，这很常见。每当排队时，胎宝宝动得挺欢，等到做检查时，反而不动了，反复地做胎心监护，这可能会令孕妈妈焦躁不安。这时，准爸爸应及时安慰孕妈妈，开导她，并陪孕妈妈多走走，鼓励孕妈妈放松心态，轻松做胎心监护。

听专家说产检报告单

本月，常规的产检仍是必查项目，检查次数将变为每月 2 次。此外，胎心监护、骨盆内测量、胎位检查也会进行，那么，怎么看懂产检报告单呢？专家开讲了，准爸爸你可得听好了。

看懂骨盆异常

骨盆异常是造成难产的首要因素。骨盆异常可分为两大类，骨盆狭窄和骨盆畸形。骨盆狭窄即骨盆径线较正常短，这种狭窄可以是一个或多个径线小于正常值，也可以是一个或多个平面狭窄。下面，我们来看一看骨盆异常的几种情况。

轻度骨盆异常，孕妈妈产力较好，胎宝宝有通过产道分娩的可能。骨盆狭窄，明显头盆不对称，不宜顺产。

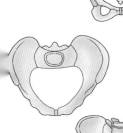

均小骨盆：骨盆三个平面各径线都小于正常低值 2 厘米或更多。

漏斗形骨盆：入口平面各径线正常，两侧骨盆壁自上而下逐渐向内倾斜，中骨盆及出口平面明显狭窄。

骨盆入口狭窄：骨盆入口前后径短，横扁圆形，也称扁平骨盆，骶耻外径小于 18 厘米，对角径小于 11.5 厘米。

横径狭窄骨盆：入口、中骨盆和出口的横径均短而前后径稍长。

看懂胎心监护报告单

胎心监护是检测胎宝宝宫内的活动情况。做监护时，孕妈妈背靠椅子坐着，进行约 20 分钟的胎心监护。若 20 分钟内胎动次数大于 3 次，每次胎动时，胎心加速超过 15 次 / 分钟，且没有出现频繁的宫缩，那么，这时的监护结果通常被认为是正常的，表示胎宝宝很健康。下面我们来解读一下胎心监护报告单。

胎心监护报告单上主要有两条线，上面一条是胎心率，正常情况下波动在 120~160 次 / 分钟，一般表现为基础心率，多为一条波形曲线，出现胎动时心率会上升，出现一个向上凸起的曲线，胎动结束后会慢慢下降。胎动计数大于 30 次 /12 小时为正常，胎动计数小于 10 次 /12 小时提示胎宝宝缺氧。下面一条波线表示宫内压力，在宫缩时会增高，随后会保持 20 毫米汞柱左右。

胎心过快或过慢不都是有问题，医生会根据一段胎心监护的图纸进行评分，8~10 分为正常，7 分及以下为异常。异常的情况出现时，医生会及时进行下一步的处理，或要求重新做胎心监护，或做 B 超，或入院。

胎心监护只能检测特定时间的胎动情况，所以，孕妈妈平时要注意在家自测胎动，发现异常情况，应及时就医。

脐带绕颈
不要慌

一听说脐带绕颈，很多准爸爸和孕妈妈都会非常担心。有的孕妈妈甚至会担心自己肚子里的胎宝宝因为太活泼而出现这个情况。事实上，脐带绕颈并没有那么可怕。

为什么会脐带绕颈

脐带绕颈与脐带长度及胎动有关，如胎宝宝较多的自动回转或外倒转，都可能导致脐带绕颈。脐带绕颈一周是很常见的，一般没什么危险，不必过于担心。

可以通过锻炼来纠正吗

胎宝宝一直是在动的，所以才会有脐带绕颈，但是也有可能会通过胎动又绕开的。孕妈妈不可想当然的认为通过锻炼来纠正脐带绕颈，这样会带来更大的风险。孕妈妈应减少震动，不要做幅度大的运动，多休息。

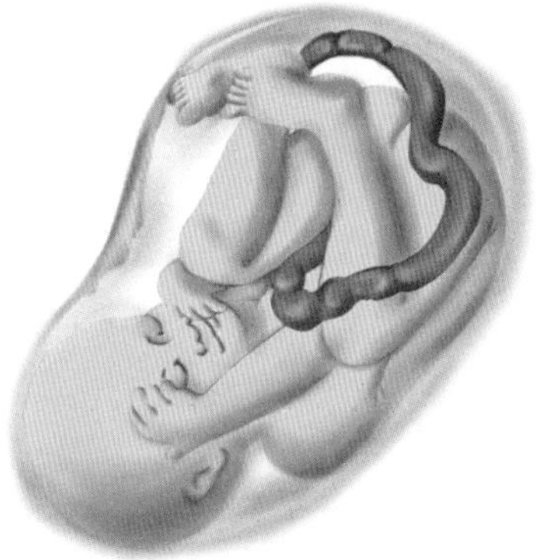

脐带绕颈了该怎么办

由于脐带有弹性，又比较滑，漂浮在羊水中，一般不会缠绕太紧，没有很大的危害。但是脐带缠绕太紧会影响脐血通过，阻碍胎宝宝与胎盘之间的血液循环，让胎宝宝缺血、缺氧。那么，发生脐带绕颈了该怎么办呢?

1 经常数胎动

回家要经常数一下胎动，如果突然发生激烈且大量的胎动，赶紧去医院检查。准爸爸不要只让孕妈妈数胎动，自己也要关注孕妈妈胎动的次数。

2 做好产前检查

羊水过多或过少、胎位不正的要做好产前检查。通过胎心监测和B超检查等间接方法，判断脐带的情况。

3 减少震动

胎宝宝脐带绕颈，孕妈妈要注意的就是减少震动，保持左侧卧位睡眠姿势。

4 不要害怕

不要在分娩时因惧怕脐带绕颈而要求医生实施剖宫产。

如何判断是否脐带绕颈

B超检查：能直观显示出血流的流向和缠绕的周数，能够迅速准确地检查出胎宝宝是否发生了脐带绕颈。但做B超检查时要防止假性脐带绕颈。所谓假性脐带绕颈就是脐带并没有缠绕住胎宝宝的颈部，只是挡在了胎宝宝的颈部，通过B超影像，会错误地认为脐带绕颈了。一般通过B超观察胎宝宝是否发生脐带绕颈时，可以这样判断：胎宝宝颈部有"V"形压迹，表示脐带绕颈1周；"W"形，表示脐带绕颈2周；"波浪"形表示脐带绕颈2周以上。

胎心监护：胎心监护也是判断胎宝宝是否脐带绕颈的方法之一。在听胎宝宝胎动的过程中能够判断胎宝宝心跳、呼吸是否正常。如果胎宝宝胎动异常的话，很有可能是颈部被脐带缠绕住了，使他出现了不适感。

数胎动：许多孕妈妈并不会刻意去数胎动。但其实数胎动是判断胎宝宝身体是否异常的较好办法。孕妈妈在数胎动的过程中能够感知胎宝宝的活动规律，从而知道胎宝宝的健康状况。不管是胎动频繁还是胎动微弱，对胎宝宝来说，都是不好的信号，尤其是胎动变弱，很可能是缺氧造成的。

脐带绕颈会不会勒坏胎宝宝

脐带绕颈一周的情况很常见。脐带绕颈松弛，不影响脐带血循环，不会危及胎宝宝的生命安全。脐带绕颈的发生率为20%~25%，也就是说，每四五个胎宝宝中就有一个生下来发现是脐带绕颈的。也有很多绕了几圈的，胎宝宝也都很好。

当然，也不排除意外。如果脐带绕颈过紧可使脐血管受压，导致血循环受阻或胎宝宝颈静脉受压，使胎宝宝脑组织缺血、缺氧，造成宫内窘迫甚至死胎、死产或新生儿窒息。这种现象多发生于分娩期，如同时伴有脐带过短或相对过短，往往在产程中影响胎先露（最先进入骨盆入口的胎宝宝部分）下降，导致产程延长，加重胎宝宝缺氧。

脐带绕颈的治疗

若能确诊脐带绕颈周数多、缠绕紧或产程中出现胎心异常者，应及早进行剖宫产手术；若胎心异常出现于第二产程，应尽快手术娩出胎宝宝。对在胎头附近听到脐带杂音者，应密切观察产程及胎心率，以便及时发现并积极处理胎儿窘迫。娩出时若绕颈脐带牵拉过紧，应先钳夹、剪断脐带后再娩出胎宝宝。初产妇，宫口开全，胎头位置低，可作会阴后一斜切开，迅速结束分娩。

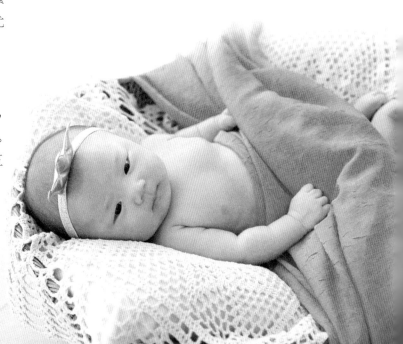

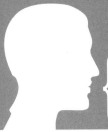

预防早产

虽然孕妈妈和准爸爸都想早点见到宝宝，可是宝宝提早出来可真不太好。早产对宝宝的生命威胁较大。因为身体未完全发育好，各器官发育不成熟，有可能引起一系列病症和生命危险。要预防早产，准爸爸要提醒孕妈妈在日常工作、生活中需注意以下几点。

不要碰到腹部

不要跌倒：不要到人多的地方或上下班高峰时外出。孕妈妈被人碰一下，就有跌倒的危险，特别是上下台阶时，一定要注意一步一步地走稳。

保护腹部：不要拿重东西或拿高处的东西，以免碰到腹部。

不要刺激腹部

严重的腹泻：严重的腹泻因排便时刺激子宫使其收缩加快，可引起早产。

性生活：正常意义上的性生活与早产没有关系，但只要有一点点早产征兆，也应禁止性生活。

留心孕妈妈的健康状况

疾病：心脏病、肾病、糖尿病、高血压等，宫颈机能不全、子宫畸形等。

传染病：流感、没有治愈的梅毒等。

营养不良：维生素K、维生素E不足等。

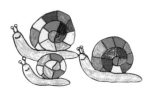

预防早产就要注意静养

我们都知道早产对宝宝的影响非常大，早产儿往往会带有先天的不足，因此孕妈妈要注意静养，准爸爸也要尽到自己的责任，不要让孕妈妈过于劳累。

1 放松心情，保持心情愉悦

初次分娩的不安、焦虑等紧张情绪均可引起早产，所以孕妈妈要注意保持精神上的愉快和放松，不要胡思乱想。

2 清除可能引起早产的因素

意想不到的事故、烦恼，甚至于噪声都能引起早产。因此，孕妈妈要让自己远离这些可能的危险。准爸爸也要将孕妈妈身边的危险物品——清除，让孕妈妈生活在安全的环境中。

3 不要过度劳累

轻度疲劳也可引起早产，孕妈妈要注意避免睡眠不足。现在开始，很多孕妈妈觉得睡眠更加不好，特别是肚子大了，起、卧、翻身都有些困难，好像怎么躺都不舒服。这时最好采用左侧卧位的姿势。

孕晚期起床动作要缓慢

到了孕晚期，为了避免发生意外早产，任何过猛的动作都是不允许的。孕妈妈起床时，如果睡姿是仰卧的，应当先将身体转向一侧，弯曲双腿的同时，转动肩部和臀部，再慢慢移向床边，用双手撑在床上，双腿滑到床下，坐在床沿上，稍坐片刻后再慢慢起身站立。

放缓生活节奏

孕晚期，孕妈妈身体负担增加，生活节奏宜放缓，工作量、活动量都应适当减少。如果身体情况不乐观，大龄孕妈妈在孕 32 周后还可以申请休假。

不过，在孕妈妈暂时离开工作岗位前，应为工作交接做好准备。找一个适当的时间，与上司、接任者和同事对细节问题进行沟通，并商量好保持联系的方式、时间，以保证在孕妈妈休假期间工作顺利进行，同时也能让孕妈妈获得一个相对清静的假期。

孕妈妈下楼梯时应扶好扶手，慢慢、稳当地迈步。

上下楼梯要稳当

孕妈妈到了现在走路变得困难，很容易就气喘吁吁的，而且肚子已经大得看不见脚尖，上下楼梯变得不像过去那样方便。孕妈妈上下楼梯的时候宜稳妥，最好扶住楼梯扶手，脚下踏稳了再开始迈下一步，千万不要着急。

运动强度适当降低

由于腹部变得沉重，呼吸变得困难，孕妈妈身体如果吃不消可以降低些运动强度，不要勉强。但是在身体允许的范围内还是要每天做一些锻炼的，一味静养对分娩不利。

孕晚期旅行容易导致早产

怀孕后，孕妈妈体内各系统都会发生很大的变化，到了孕晚期这些变化更为明显，子宫、乳房逐渐增大，血容量逐渐增加，身体负担明显加重。其次，胃酸分泌减少，胃蠕动减弱，易出现腹胀和便秘；骨盆韧带变软，关节略松，严重时可造成关节疼痛，加上胎宝宝在肚子里逐渐增大，使孕妈妈体重明显增加，致使孕妈妈行动不太灵活，容易疲劳。

如果孕晚期长途旅行，孕妈妈会因乘车时间过长、体力消耗过度、食欲不佳、睡眠不足等诱发疾病，加上不良环境因素的作用（如路途颠簸、天气变化、环境嘈杂、乘车疲劳等），也会对孕妈妈心理产生负面影响，不利于胎宝宝的生长发育，甚至会导致早产。

外出旅行人多拥挤，建议孕妈妈在孕晚期不要出远门，以保障孕妈妈和胎宝宝的安全，避免旅途中突然临产从而增加危险。

准爸爸私人订制小厨房

胎宝宝和孕妈妈的体重都在猛增，准爸爸作为大厨每天要为母子两人提供充足的营养。这时候孕妈妈胃口可能不好，准爸爸要想办法做一些妻子爱吃的菜。

胎宝宝所需重点营养素

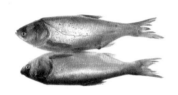

蛋白质　胎宝宝体重飞速增长的助推剂

供给量：本月，母体基础代谢率增至最高峰，胎宝宝生长速度也增至最高峰，孕妈妈应尽量补足因胃容量减小而减少的营养。其中，优质蛋白质的摄入就很好地为孕妈妈和胎宝宝补充了所需的营养。与孕中期相比，孕妈妈可适当增加摄取量，每天摄取 80~100 克蛋白质为宜。

食物来源：鱼、虾、鸡肉、鸡蛋、牛奶和豆制品都可以提供优质蛋白质。

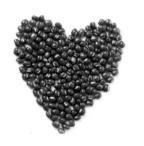

碳水化合物　帮助胎宝宝储存糖原及脂肪

供给量：第 8 个月，胎宝宝开始在肝脏和皮下储存糖原及脂肪，此时孕妈妈要及时补充足够的碳水化合物。结合孕妈妈的体重，碳水化合物每日摄入量应在 150 克以上。

食物来源：谷物类，如大米、小米、小麦、玉米、燕麦等；豆类，如红豆、绿豆等；根茎类蔬菜，如红薯、芋头等。

孕妈妈可以适当用
亚麻子油炒菜。

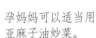
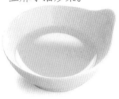

α - 亚麻酸　完善大脑和视网膜发育

供给量：α - 亚麻酸补充不足，极有可能造成胎宝宝发育不良、体形小于正常胎宝宝、视力不好、抵抗力差等不良后果。专家建议孕妈妈每天应补充 1 克左右的 α - 亚麻酸。

食物来源：亚麻子油中 α - 亚麻酸的含量相对较高，孕妈妈可在平时烹饪时适当用一些。另外，孕妈妈此时还应多吃一些核桃、松子等富含 α - 亚麻酸的坚果。

铁　满足胎宝宝造血和储血的需要

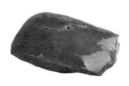

供给量：孕晚期每天宜补充 20~30 毫克铁。在妊娠最后 3 个月，胎宝宝除了造血之外，其脾脏也需要贮存一部分铁。如果此时储铁不足，宝宝在婴儿期很容易发生贫血，孕妈妈也会因缺铁而贫血，一旦发生产后出血，不利于机体的恢复。所以，在孕晚期一定要注重铁元素的摄入。

食物来源：动物肝脏、蛋黄、瘦肉、鲤鱼、虾、海带、紫菜、木耳、南瓜子等都富含铁。

本月饮食宜忌

宜预防营养过剩

传统观念认为，怀孕时多吃点，宝宝出生时胖一点，就是健康。其实这是错误的观念，孕晚期如果营养过剩，孕妈妈摄入过多的热量，可能会导致葡萄糖耐受性异常，糖代谢紊乱，引发妊娠糖尿病，还有可能增加患妊娠高血压综合征的概率，可直接导致分娩困难。如果孕妈妈身体是健康的，就没有必要盲目乱补。平时所吃食物尽量多样化，多吃一些新鲜蔬菜，少吃高盐、高糖食物，高糖水果也要控制不能多吃。

宜适量吃葵花子

大脑的充分发育，离不开胎宝宝时期的良好营养。孕妈妈多吃补脑食品，可以让大脑正处于发育之中的胎宝宝受益。常食葵花子有一定的补脑健脑作用。实践证明，喜食葵花子的人，不仅皮肤红润、细嫩，且脑子灵活、记忆力强、言谈有条不紊、反应较快。

但是吃葵花子等坚果类食物也不能过量，虽然大多数坚果有益于孕妈妈和胎宝宝的身体健康，但因油性比较大，而孕期消化功能相对减弱，过量食用坚果很容易引起消化不良。准爸爸可在家里备一些孕妈妈喜欢的坚果，但要监督孕妈妈不要多吃。

不宜用豆制品代替牛奶

有些孕妈妈不喜欢牛奶的味道，不愿意喝牛奶，认为豆制品营养也很丰富，就用豆制品来代替牛奶。其实这种做法是不科学的。首先黄豆里含钙量有限，另外本身做成豆制品浓度不一，所以钙量不好计算。

虽然鼓励孕妈妈吃豆制品，但是不鼓励用豆制品替换牛奶。牛奶一定要喝够，不仅可以补钙，还可以补充蛋白质。

不宜节食

有些孕妈妈怕影响体形美观，或怕胎宝宝太胖，生育困难，为此常常节制饮食，尽量少吃，其实，这种做法是非常有害的。

孕妈妈在孕晚期节食容易引起营养不良，直接影响胎宝宝脑细胞的生长发育和智力水平。所以，准爸爸要合理搭配孕妈妈的饮食，让孕妈妈长胎不长肉，不用节食也苗条。

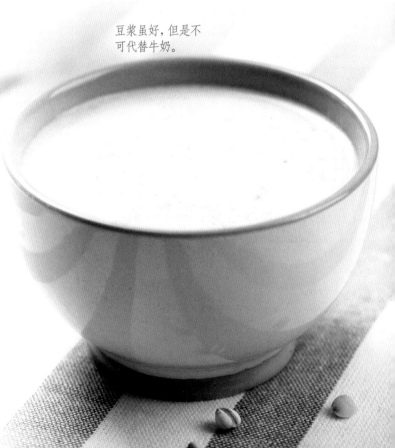

豆浆虽好，但是不可代替牛奶。

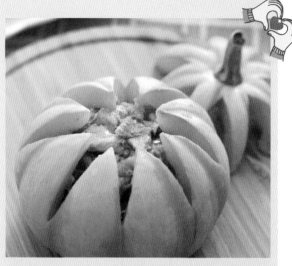

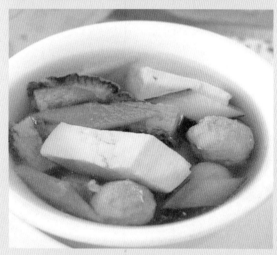

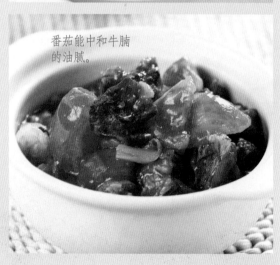

番茄能中和牛腩
的油腻。

爱心营养餐

南瓜蒸肉

原料： 小南瓜 1 个，猪肉 150 克，甜面酱、白糖、葱末各适量。

做法： ①将南瓜洗净，在瓜蒂处开一个小盖子，挖出瓜瓤。②猪肉洗净切片，加甜面酱、白糖、葱末拌匀，装入南瓜中，盖上盖子，蒸 2 小时取出即可。

营养功效： 这是孕妈妈和胎宝宝补充蛋白质和维生素的最佳食物，独特的造型更增添了孕妈妈的食欲。

海参豆腐煲

原料： 海参 2 只，肉末 80 克，豆腐 1 块，胡萝卜片、黄瓜片、葱段、姜片、盐、酱油、料酒各适量。

做法： ①剖开海参腹部，洗净体内腔肠，用沸水加料酒和姜片氽烫，捞起切寸段；肉末加盐、酱油、料酒做成丸子；豆腐切块。②海参段放进锅内，加清水、葱段、姜片、盐、酱油、料酒煮沸，加入丸子和豆腐块，煮至入味，最后加胡萝卜片、黄瓜片稍煮。

营养功效： 海参能提供优质的营养素，让胎宝宝更健壮。

番茄炖牛腩

原料： 牛腩 100 克，番茄 1 个，葱段、姜片、蒜瓣、料酒、盐、白糖各适量。

做法： ①牛腩、番茄分别洗净，切块。②牛腩凉水下锅氽水，捞出、洗净备用。③油锅烧热，煸香葱段、姜片、蒜瓣，放入牛腩块煸炒，并烹入料酒。④锅内加足量开水，大火烧开，转小火炖 1 小时。⑤放入切好的番茄块，加盐和白糖调味，炖至番茄软烂出红油即可。

营养功效： 牛腩可满足胎宝宝造血和储血的需要。

蛋黄紫菜饼

原料： 紫菜 30 克，鸡蛋 2 个，面粉 50 克，盐适量。

做法： ①紫菜洗干净切碎，与蛋黄、面粉、盐一起搅拌均匀成面糊。②锅里倒入适量油，烧热，将面糊一勺一勺舀入锅，用小火煎至两面金黄即可。

营养功效： 这种饼咸香可口，而且紫菜能增强记忆，防治孕期贫血，对促进胎宝宝骨骼生长也有好处。它还含有一定量的甘露醇，可作为治疗水肿的辅助食品，帮孕妈妈消除孕期水肿。

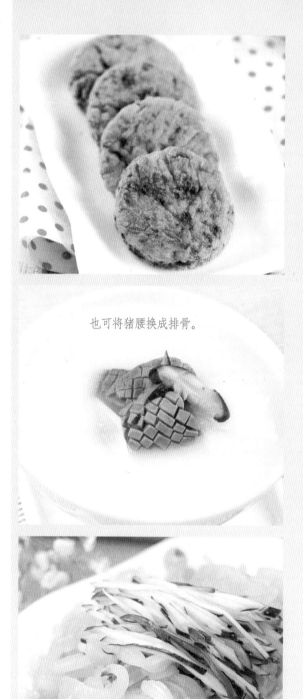

冬瓜淮山腰片汤

原料： 冬瓜 100 克，猪腰 1 对，淮山、黄芪各 20 克，香菇 6 朵，鸡汤、姜片、葱段、盐各适量。

做法： ①冬瓜、淮山均洗净，冬瓜去瓤，削皮切块，淮山削皮切块；香菇泡软去蒂切片；猪腰平片成两块，去净油皮和腰臊，然后洗净切花刀片，用热水汆烫。②将鸡汤倒入锅中加热，先放姜片和葱段，再放黄芪和冬瓜块，用中火煮 40 分钟，再放猪腰片、香菇片、淮山块，煮熟后用小火再煮片刻，加盐调味即可。

营养功效： 冬瓜有清热、消肿、强肾、降压的作用，孕妈妈食用可以有效地预防妊娠高血压。

也可将猪腰换成排骨。

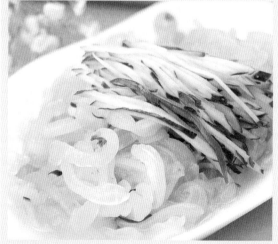

凉拌海蜇

原料： 海蜇皮 300 克，黄瓜丝 50 克，醋、香油、盐各适量。

做法： ①将海蜇皮洗净切丝，泡 2 小时，去咸味。②用五六成热的热水把海蜇丝烫一下，捞出过凉。③把醋、香油、盐放在碗中调匀。④把海蜇丝挤干水分先放盘里，再把黄瓜丝放上面，浇上调料即可。

营养功效： 海蜇含有人们饮食中所缺的碘，是一种重要的营养食品，常吃海蜇，可以去尘积、清肠胃，保障孕妈妈身体健康。

准爸爸胎教大课堂

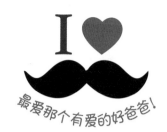

最爱那个有爱的好爸爸！

　　胎宝宝更接近降临世间的日子了，也更接近发育阶段完成的日子。这个月，胎宝宝对外界的刺激反应更为明显，准爸爸要持续地关心他，给他讲故事、听音乐，坚持与胎宝宝交流，让快乐延续下去。

故事胎教:《七个小仙女》

　　胎宝宝对光线、声音、气味和味道更敏感了。如果胎宝宝看到天上有彩虹桥，那么，一定是七位小仙女在一起玩呢！

　　　　森林里住着七位小仙女，她们是红、橙、黄、绿、青、蓝和紫色小仙女。她们的魔法都很厉害，分别是红、橙、黄、绿、青、蓝和紫魔法。她们虽然住在同一座森林里，但很少见面，因为她们住在七个不同的地方。有一天早上，红色小仙女家窗外，飞来了一只小黑鸟，不停地唱着："红魔法不中用，橙魔法最厉害……"红色小仙女一听很生气："你在唱什么呀？谁说我的红魔法不中用了？""不是我说的，是橙色小仙女。"小黑鸟急忙飞走了。红色小仙女决定去找橙色小仙女，到半路便遇见了。原来，橙色小仙女的窗外也飞来了一只小黑鸟。"橙魔法不中用，红魔法最厉害……"两位小仙女便施展魔法开始比试，看谁更厉害。与此同时，黄色和绿色小仙女，青色与蓝色小仙女，也比试起来。因为也有小黑鸟在她们窗外唱令人生气的歌。"喂，还有我呢，我也要和你们比！"一旁的紫色小仙女说。她们终于停了下来，一个个累得趴在地上，呼呼地喘着气。

　　　　"呱，呱，呱——"这时，飞来了七只小黑鸟，变成了七个邪恶的黑魔法师，向小仙女们冲了过去。她们都太累了，一下子就被抓住了，她们被装进了一个黑色的瓶子里。

　　　　"姐妹们，让我们团结起来冲出去，打败那七个黑魔法师！"红色小仙女的提议得到了大家的一致赞同。她们一起举起仙杖，施展厉害的仙术。

　　　　"红橙黄绿青蓝紫，红橙黄绿青蓝紫……"

　　　　不可思议的一幕发生了！她们的仙术组合在一起，竟然变成了一座美丽的彩虹桥。彩虹桥直接通到了黑瓶子外面，小仙女们都顺利地从瓶子里逃了出来。她们一起施展仙术，打败了那七个黑魔法师。森林又重新恢复了平静，小仙女们高兴地拥抱在一起。

　　　　"我们以后要经常见面呀，这样天上就会出现漂亮的彩虹桥啦！"她们笑着说。

　　　　小朋友们，你们有没有见过天上的彩虹桥呀？可要记得，那是小仙女们用仙术变出来的！

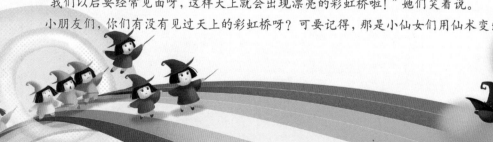

语言胎教：诗歌《向北方》

向北方

一朵初夏的蔷薇
划过波浪的琴弦
向不可及的水平远航
乌云像癣一样
布满天空的颜面
鸥群
却为她铺开洁白的翅膀
去吧
我愿望的小太阳
如果你沉没了
就睡在大海的胸膛
在水母银色的帐顶
永远有绿色的波涛喧响
让我也漂去吧
让阳光熨帖的风
把我轻轻吹送
顺着温暖的海流
漂向北方

——舒婷

故事胎教：《达·芬奇学画》

达·芬奇十四岁那年，到佛罗伦萨拜著名艺术家弗罗基俄为师。弗罗基俄是位很严格的老师，他给达·芬奇上的第一节课就是画鸡蛋。第一节课，达·芬奇画得很有兴致，可是第二节课、第三节课老师还是让他画鸡蛋，这使达·芬奇想不通了，小小的鸡蛋有什么好画的？有一次，达·芬奇问老师："为什么老是让我画鸡蛋？"老师告诉他："鸡蛋虽然普通，但是天下没有绝对一样的，即使是同一个鸡蛋，角度不同，投过来的光线不同，画出来也不一样，因此画鸡蛋是基本功。基本功要练到画笔能圆熟地听从大脑的指挥，得心应手，才算功夫到家。"达·芬奇听了老师的话，很受启发。

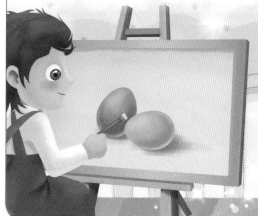

于是，达·芬奇每天拿着鸡蛋，一丝不苟地照着画。一年，两年，三年……达·芬奇画鸡蛋用的画纸已经堆得很高了。他的艺术水平很快超过了老师，终于成为了伟大的艺术家。

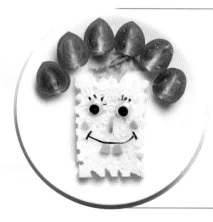

美学胎教：超可爱的蔬果拼图

准爸爸不要以为进行美学胎教就必须去美术馆，在厨房拿起不同的蔬菜和水果，就能做出一件可爱的艺术品，这种美学胎教更能激发胎宝宝对美的感受。

知识胎教：听爸爸讲动物冬眠

胎宝宝在妈妈的肚子里已经"冬眠"了八个月了，马上就要和他见面了，准爸爸用你的爱把他唤醒吧。

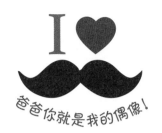

爸爸你就是我的偶像！

动物冬眠的方式多种多样：蜗牛用自身的黏液把壳密封起来；蛇喜欢集体冬眠。绝大多数的昆虫，在冬季到来时不是"成虫"或"幼虫"，而是以"蛹"或"卵"的形式来冬眠。

熊冬眠时最有趣，它们呼吸正常，有时候还会跑到山洞外溜达几天再回去接着睡。更为神奇的是，母熊冬眠醒来后，可能会发现身边还躺着一两只活泼可爱的小熊，这显然是冬眠时生下的。

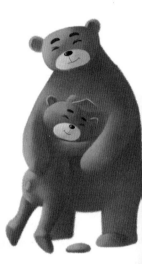

动物冬眠的时间长短也不同，西伯利亚东北部的东方旱獭，一次冬眠可以睡 200 多天，而俄罗斯的黑貂，一年却只有 20 天的冬眠时间。

冬眠，是变温动物避开食物匮乏的寒冷冬天的一个"法宝"。冬眠时，动物的神经可以进入麻痹状态。比如刺猬冬眠时，不吃也不动，也不怎么呼吸，心跳也慢得出奇，每分钟只跳 10~20 次。如果把它浸到水里，半个小时也没有生命危险，可是把一只醒着的刺猬浸在水里两三分钟后，就会死亡。

另外，冬眠时，动物体温显著下降，机体内的新陈代谢作用变得非常缓慢，仅仅能维持它的生命。

在冬眠动物的血液中，有一种能诱发冬眠的物质。实验还表明，冬眠时间越长的动物，这种物质诱发冬眠的作用越强烈。在冬眠动物的血液中，还存在着另一种与冬眠物质相对抗的物质。这种物质在血液中达到一定量时，就会使冬眠的动物苏醒过来。

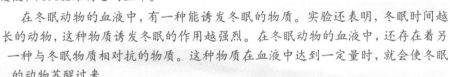

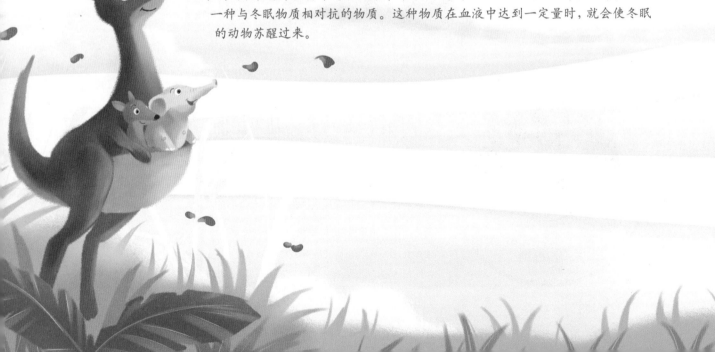

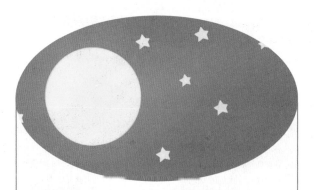

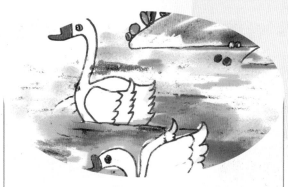

音乐胎教:《月光下的凤尾竹》

《月光下的凤尾竹》是一首著名的傣族乐曲。描绘了这样一幅画面:最后一片晚霞依依不舍地挥袖道别,将一切交给了静夜。夜幕下,月牙露出清凉的笑脸,小星星躲在月牙身后,调皮地眨着好奇的眼睛。月光流泻,轻柔地将薄雾洒在一株株凤尾竹上。竹林中传来了阵阵葫芦丝悠扬婉转的声音……

音乐胎教:《四小天鹅舞曲》

《四小天鹅舞曲》是舞剧《天鹅湖》第二幕里的一段舞曲,描写了四只小天鹅在洒满月光的天鹅湖上翩翩起舞的情景,表达了小天鹅们欢乐的心情。乐曲活泼、优雅的旋律,可以令人放松心情,缓解心理疲劳和不适。所以,当孕妈妈感到劳累时,准爸爸最适合把这首曲子放来听一听。

英语胎教:《What's that Animal》(那是什么动物)

What's that Animal

My dear baby,

we are going to the zoo today.

Look, that is elephant.

They are gray.

Look, that's giraffe.

They are very tall, and have a long neck.

Look, that's panda.

They are black and white.

Look, that's zebra.

They are black and white too.

What's that animal?

My dear baby, do you know?

That's gorilla.

Gorillas usually look ferocious,

But they are friendly.

那是什么动物

亲爱的宝宝,

我们今天要去动物园。

看啊,那是大象。

它们是灰色的。

看啊,那是长颈鹿。

它们很高,有着很长的脖子。

看啊,那是大熊猫。

它们是黑白相间的颜色。

看啊,那是斑马。

它们的颜色也是黑白相间。

那是什么动物?

亲爱的宝宝,你知道吗?

那是大猩猩。

大猩猩通常看起来很凶,

但是它们很友好。

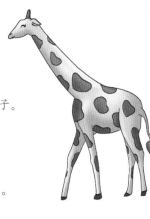

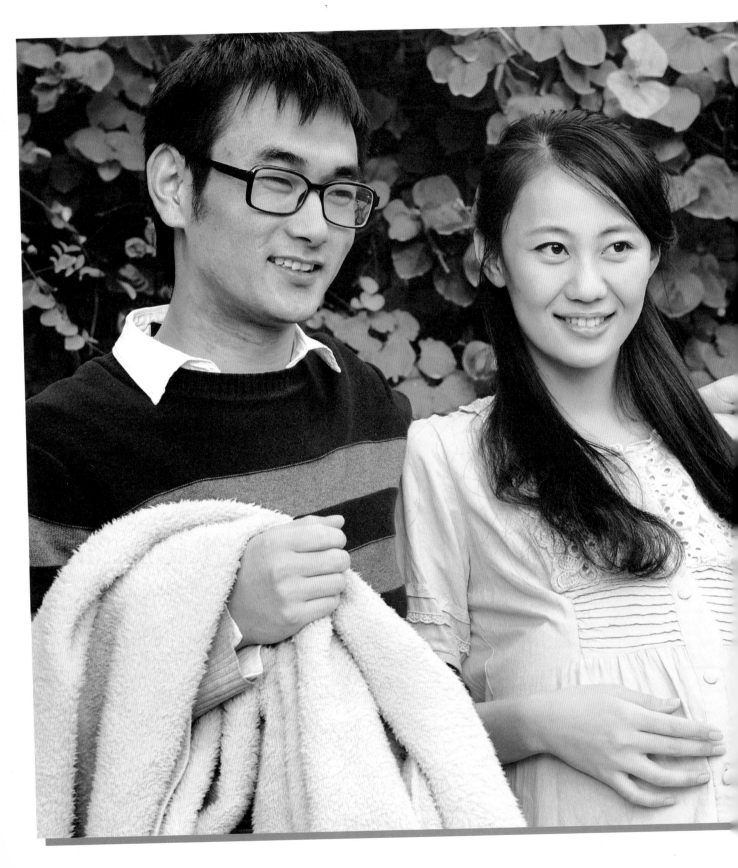

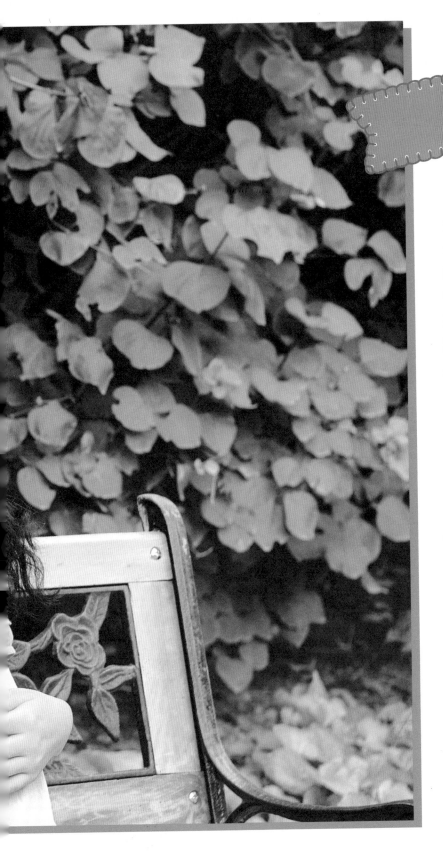

孕妈妈的行动越来越笨拙了。胎宝宝开始下降至骨盆，孕妈妈的身体也在为分娩做充分的准备，呈现出一派"秋收"的美丽景象了，孕妈妈要做好一切准备，等待吹起"秋收"的号角，迎接宝宝的到来！准爸爸更要为迎接宝宝的到来做好准备，把孕妈妈和胎宝宝的生活安排得妥妥当当。

每个月准爸爸要留意的数据都很多，你的责任很重大，就像孕妈妈和胎宝宝的保护伞。

11~13 千克

这个月末，孕妈妈的体重增长达到最高峰，已增重 11~13 千克。胎宝宝营养吸收量惊人，他正在为宫外的生活做准备呢。

300~2 000 毫升

临床上羊水量以 300~2 000 毫升为正常范围，超过了 2 000 毫升就称为"羊水过多"。羊水过多会压迫孕妈妈腹部，影响正常的消化功能，还会挤压到心脏和肺部，影响心肺功能。若发生急性羊水增多，准爸爸要带孕妈妈及时就医。

前 1 周或前 2 周

职场孕妈妈如果身体状况良好，工作环境安静清洁，危险性小，那么可以在预产期的前 1 周或前 2 周回家等待宝宝出生。

20~30 毫克

孕晚期孕妈妈对铁的需求量增加，所以孕妈妈要注意日常饮食中铁的摄入量，孕妈妈对铁的需求量为每天 20~30 毫克。

20%~25%

脐带绕颈其实是一种较常见的现象，发生率为 20%~25%，如果胎宝宝胎动正常，准爸爸就无须担心。

用心感受
宝贝和妻子的变化

你的宝贝：已经头朝下

这时胎宝宝运动起来更加困难，甚至已经不能漂浮在羊水中了。胎宝宝基本上是头朝下的姿势。因为活动范围的限制，胎宝宝的运动明显减少，但运动的力度可是大为增强。胎宝宝已经随时待命准备出生了。

   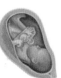

第 33 周　　　第 34 周　　　第 35 周　　　第 36 周

宝宝有话跟老爸说 我已经做好了准备，马上要出去看你们了，我知道老爸你最近很辛苦，一边照顾妈妈，一边陪我玩，还要去上班为我挣奶粉钱，你再坚持坚持，等我再准备充分一点，再长大一点，我就出去找你玩了。

33 周，因为胎宝宝的迅速增长，子宫内已经没有多少活动空间了，这时需要准爸爸孕妈妈每天数胎动的次数。胎宝宝的皮肤由红色变成了可爱的粉红色，大脑也在迅速发育。胎宝宝已经有 1 个柚子那般重了。

柚子

哈密瓜

34 周，胎宝宝运动起来更加困难，甚至已经不能漂浮在羊水中了，胎宝宝现在的重量相当于 1 个哈密瓜。胎宝宝的免疫系统也在发育，为抵抗轻微的感染做准备。他基本上是头朝下的姿势了。

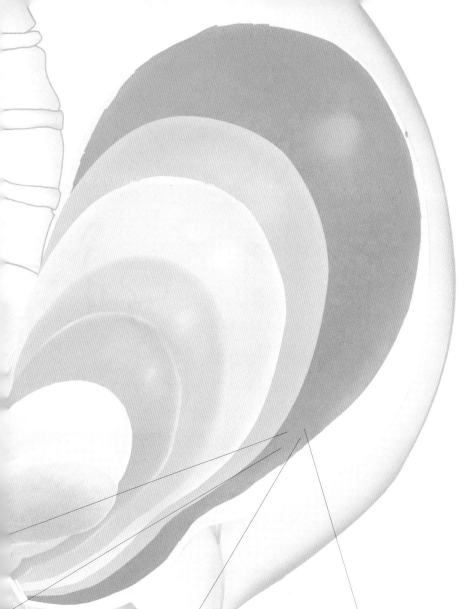

你的妻子：肚子坠坠的

体重增加得让孕妈妈害怕。这时要适当减少脂肪的摄入量，以防胎宝宝太胖不容易生出来。胎宝宝逐渐下降入盆，孕妈妈会感觉肚子坠坠的，行动变得很艰难。

▶ 乳房：孕妈妈乳房继续变大，乳晕更深。孕妈妈要每天按摩乳房，使乳腺管通畅。

▶ 子宫：子宫继续往上、往大长，子宫底高达 28~30 厘米，已经升到心口窝。

▶ 腹部：腹部变得更大了，压迫心脏、肺等器官，容易导致食欲不佳、呼吸困难。

白菜

36 周，胎宝宝的表情丰富起来了，他会打哈欠、揉鼻子，甚至"挤眉弄眼"。因为活动范围的限制，胎宝宝的运动会有所减少，但运动的力度大为增强。这时他的头部还比较柔软，小脑袋拥有"变形"的能力。胎宝宝现在的大小和重量相当于 1 棵大白菜。

35 周，这时胎宝宝的肺、中枢神经系统、消化系统都基本上发育成熟，万一此时出生，也可以完全成活。胎宝宝的胳膊和腿已经更加丰满了，这是因为皮下脂肪堆积的缘故。他现在的重量相当于 3 个白萝卜。胎宝宝指甲越来越长，有可能会超过指尖。

3 个白萝卜

陪孕妈妈 做产检

进入孕 9 月，孕妈妈的身体负担更重了，随之而来的一些不适症状也让孕妈妈意想不到，一些孕妈妈会有孕期水肿的情况发生。因此，孕妈妈做产检准爸爸一定要陪同，若有不适，准爸爸要立刻告知医生。

本月产检项目

▶ 体重检查：通过孕妈妈的体重增长情况对孕妈妈进行合理的饮食指导。

▶ 血压检查：检测孕妈妈是否患有高血压或低血压。

▶ 尿常规：便于医生了解肾脏的情况。

▶ 心电图：判断孕妈妈心脏能否承受分娩压力。

▶ 胎心监护：推测出宫内胎宝宝有无缺氧。

▶ 听胎心音：随时监测胎宝宝是否有异常。

▶ 测量宫高、腹围：估计胎宝宝宫内发育情况。

▶ 骨盆测量：判断孕妈妈适合哪种方式分娩。

▶ 血常规：检查孕妈妈是否有贫血，避免分娩危险。

▶ 水肿检查：预防妊娠高血压综合征。

注：以上产检项目可作为孕妈妈产检参考，具体产检项目以医院及医生提供的建议为准。

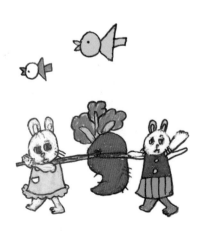

产检前你需要做的准备

孕期的产检有时很烦琐，时间没安排好，可能当天就不能出结果，第二天还得再来一趟，很是麻烦。因此，准爸爸提前做好准备，可以节省不少时间。

1 提醒孕妈妈做好准备

每 2 周 1 次的产检继续进行，到了孕 9 月，孕妈妈走路都有些费劲了，去医院检查会不愿意动。因此，准爸爸应提前帮孕妈妈挑选好方便穿脱的衣服，提醒孕妈妈产检那天换上。

2 提前了解检查项目

本月，有痔疮的孕妈妈可能需要到外科做检查，不同于产科的流程，准爸爸应提前到外科咨询一下挂号、就诊、检查等事项，以防临时去医院手忙脚乱。医生的医嘱要仔细听，认真记下。

3 提前安排好出行

如果产检项目较多，准爸爸应帮孕妈妈规划好时间。提前选择好交通工具、安排好去医院的时间；到医院后，孕妈妈在做这一项检查的时候，准爸爸可以到别的科室挂号、取号、排队候诊；待排到孕妈妈的号时，准爸爸可通知她来就诊。

听专家说产检报告单

还有 1 个月宝宝就要出生了，孕妈妈更加注重产检了，有水肿和静脉曲张的孕妈妈也非常关心自己的情况，准爸爸和孕妈妈一起来看看专家怎么说吧。

看懂 B 族链球菌检查报告

如果孕妈妈携带 B 族链球菌，在经阴道分娩时，容易导致新生儿感染，从而诱发新生儿异常情况，如新生儿败血症、气喘等。所以，一般在孕 35~37 周，医生会要求孕妈妈做 B 族链球菌检查，以检查孕妈妈是否携带 B 族链球菌。通常 B 族链球菌检查的方法是采用阴道和直肠取样检查。孕妈妈在拿到 B 族链球菌检查报告单时，可以看一下结果一栏，如果显示为阴性，说明没有携带 B 族链球菌；如果为阳性，需咨询医生。

了解静脉曲张

如果孕妈妈出现了静脉曲张，会随着怀孕时间的增加出现越来越严重的倾向，轻型的静脉曲张仅表现为水肿部位的静脉略有青筋而已，没有其他特别的症状，生活上注意防治就可以。但如果孕妈妈感觉静脉曲张部位有发痒疼痛感，而且范围扩大，从大腿的根部到外阴部和阴道壁等处时，则要及时诊治。

平时，孕妈妈可以做做下面的小运动，可以有效缓解静脉曲张带来的不适。

伸腿弯腿：孕妈妈站立，依次抬高双腿，使踝关节弯曲，脚趾朝下。换不同的方向转腿，然后坐下，再做同样的动作。注意，不要让脚趾绷得太直太紧，以免抽筋。这个小运动有利于孕妈妈的血液循环，并能够预防静脉曲张和腿脚的水肿。

了解你的水肿状况

医生会用手指按压腿部，若指压时有明显凹陷，恢复缓慢，表明出现水肿。若休息后水肿不消退，应测量血压。若水肿严重，还会采用以下方法来检查：24 小时尿蛋白定量、血常规、血沉、血浆白蛋白、血尿素氮、肌酐、体液免疫、心电图、心功能测定、肾脏 B 超。水肿检查单上常有以下几种数据。

▶ 水肿部位：可出现在手、脚、腿及全身。

▶ 水肿原因：生理性水肿、病理性水肿。

▶ 诊断结果：往往提示是哪种类型的水肿。

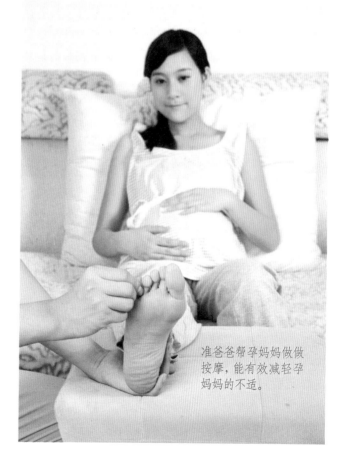

准爸爸帮孕妈妈做做按摩，能有效减轻孕妈妈的不适。

提前准备好待产包

孕妈妈怀孕 36 周之后，宝宝随时可能不期而至，所以，准爸爸要比预产期提前至少一个月随时关注妻子的情况，并且做好一切准备。

确认入院待产包

宝宝马上就要来了，没有准备待产包的准爸爸一定要抓紧时间，火速购置，已经准备了待产包的准爸爸也要再次检查一下，以便及时查漏补缺。

待产包什么时候准备

怀孕六七个月的时候准备待产包是最合适的，不仅时间充裕，而且胎宝宝情况稳定，孕妈妈有较好的体力和精力挑选母婴用品。如果是孕晚期准备待产包，孕妈妈行动不便，就需要准爸爸多辛苦些了，一定要在入院前将待产包准备齐全。

待产包准备什么，准备多少

很多医院会提供部分母婴用品，所以，最好事先向准备分娩的医院了解一下，以免重复；也可以向刚刚生过宝宝的新妈妈请教，他们的经验往往最实用、有效。一般用品不宜大量采购，尤其是奶粉，在不确定新妈妈是否乳汁充足的时候，最好先少买一点，以免浪费。另外，宝宝长得很快，衣服随季节的变化准备两三套就可以了。

待产包如何放置

准爸爸要将孕妈妈和小宝宝的用品按照衣服、洗漱餐具、证件等分别放置在不同的袋子里，然后再一起放入一个大包，这样使用时就不需要大范围翻找了。一旦孕妈妈有临产征兆，拎包就走，方便快捷。

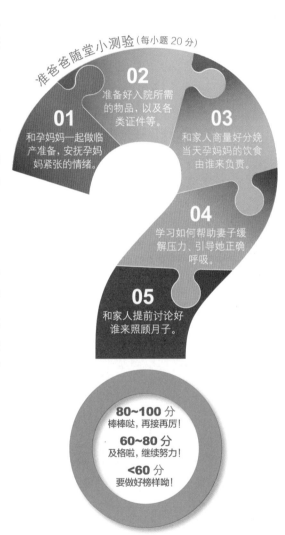

准爸爸随堂小测验（每小题 20 分）

01 和孕妈妈一起做临产准备，安抚孕妈妈紧张的情绪。

02 准备好入院所需的物品，以及各类证件等。

03 和家人商量好分娩当天孕妈妈的饮食由谁来负责。

04 学习如何帮助妻子缓解压力、引导她正确呼吸。

05 和家人提前讨论好谁来照顾月子。

80~100 分 棒棒哒，再接再厉！
60~80 分 及格啦，继续努力！
<60 分 要做好榜样呦！

待产包清单

下面提供的这份待产包清单，可以给准爸爸和孕妈妈当作参考。如果新妈妈住院期间，发现有缺失的物品，可以随时让家人去购买，不必过分担忧。

妈妈用品	梳洗用具	牙膏、牙刷、漱口水、漱口杯、香皂、洗面奶、毛巾3条（擦脸、身体和下身）、擦洗乳房的方巾2条、小脸盆2个
	特殊衣物	大号棉内裤3条、哺乳文胸2件、防溢乳垫、便于哺乳的前扣式睡衣、束腹带、产妇垫巾、特殊或加长加大卫生巾、面巾纸、保暖的拖鞋（冬天要带后跟的）
	个人餐具	水杯、汤匙、饭盆、吸管
	方便食品	准备一些巧克力或饼干，饿了随时吃
	医疗文件	户口本或身份证（夫妻双方）、医疗保险卡或生育保险卡、有关病历、住院押金等
	其他用品	吸奶器、妊娠油、手机、照相机、充电器等
宝宝用品	喂养用品	奶瓶、奶瓶刷、配方奶（小袋即可，以防母乳不足）、小勺
	婴儿护肤	婴儿爽身粉、婴儿护臀霜、婴儿湿巾、最小号纸尿裤或棉质尿布、隔尿垫、婴儿专用棉签
	服装用品	"和尚领"内衣、连体服、护脐带、小袜子、婴儿帽、出院穿着的衣服和抱被（根据季节准备）

全力支持孕妈妈分娩

虽然距离孕妈妈分娩还有一段日子，但是孕晚期宝宝随时可能降临，准爸爸最好提前了解一些临产时自己可以做的事项，提前做好准备。

待产期间做好服务：准备可口的食物。此阶段的孕妈妈，阵痛尚未达到高峰，准爸爸可以准备三餐，让孕妈妈有足够的体力面对生产。

协助如厕：孕妈妈在待产的过程中，会因为阵痛而使如厕变得困难，准爸爸可以陪同孕妈妈如厕，减轻孕妈妈的困难。为孕妈妈减轻腰部疼痛：准爸爸握拳，以手指背面轻压孕妈妈的背部，可有效舒缓疼痛感。

引导孕妈妈呼吸：如果准爸爸准备一直陪伴在产床旁边，面对分娩只需要掌握一种技能——引导孕妈妈控制呼吸。准爸爸要适时地引导她慢慢地、深深地呼吸。

别忘了"献殷勤"：当孕妈妈筋疲力尽地从产房出来，别忘了及时地"献殷勤"，表示自己的感激和喜悦。一份用来纪念的小礼物，可以将这一刻保存下来。

小病小痛 早预防

孕晚期有些孕妈妈可能在站起来、睡觉翻身时大腿根的骨头会疼，有时候还感觉大腿内侧酸痛，有时阴部也会有痛感。其实，在孕晚期出现这些疼痛和不适，是一种很正常的现象，不用特别担心。日常生活中，准爸爸可以采取一些措施帮助孕妈妈缓解这些疼痛。

是什么原因导致的坐骨神经痛

胎宝宝的增大使孕妈妈背部受到压力。到了孕晚期，胎宝宝的重量会给孕妈妈的背部增加压力，并且挤压坐骨神经，从而在腰部以下到大腿的位置产生强烈的刺痛感。

妊娠期的水肿是重要的原因。由于子宫压迫下腔静脉后，使得静脉回流不畅，水分容易潴留在下肢，所以会引起下肢凹陷性的水肿，这就容易压迫坐骨神经，导致疼痛症状的产生。

坐骨神经痛怎么办

注意休息，避免劳累。孕妈妈应避免劳累，穿平底鞋，注意休息。可以平躺，将脚架高，使静脉回流增加。如果疼痛很严重的话，就要到医院，进行局部的镇痛治疗。比如因耻骨联合分离，疼痛相当厉害的时候，最好请医生进行治疗。

日常生活中缓解疼痛的小方法

如果孕妈妈出现坐骨神经痛，可以通过以下一些小方法来缓解疼痛。

1 睡觉时左侧卧

孕妈妈睡觉时采用左侧卧位，可在两腿膝盖间夹放一个枕头，以增加流向子宫的血液。如果孕妈妈睡得不舒服，准爸爸要帮助孕妈妈找到舒适的睡眠姿势。

2 不要久站或久坐

孕妈妈白天不要以同一种姿势站着或坐着超过半个小时。如果站着或坐着的时间长了，准爸爸可以轻轻地扶起孕妈妈，让孕妈妈慢慢地来回走动。

3 可以适当游泳

游泳可以帮助孕妈妈减轻对坐骨神经的压力。如果胎宝宝一切正常，孕妈妈也没有其他不适，就可以适当游泳，以减轻疼痛。

4 疼痛时做热敷

孕妈妈还可以尝试做做局部热敷，用热毛巾、纱布或热水袋都可以，热敷半小时，可以减轻疼痛感觉。

提醒孕妈妈锻炼盆底肌肉

准爸爸可能听孕妈妈抱怨过，有时候在咳嗽、打喷嚏、大笑、走路急时，会出现漏尿的现象。这是因为在咳嗽、打喷嚏时，横膈膜会收缩，进而挤到腹腔，子宫就会压迫膀胱，出现漏尿现象。这时候最好做些盆庶肌肉锻炼，能缓解这一症状。

为了解决漏尿的尴尬，可以适当练习盆底肌肉运动。怀孕期间，加强孕妈妈的盆底肌肉力量，对缓解孕妈妈骨盆疼痛及帮助顺利自然分娩都很重要。首先站在一扇打开的门前，双手放在内外两侧的门把手上，双脚呈外八字形站立。然后直立下蹲，膝盖大幅弯曲，保持舒服的蹲姿，要保证双脚站稳，用大腿、臀部和手臂的力量帮助自己站立起来。

如果孕妈妈做此动作时体会不到骨盆底部肌肉锻炼的感觉，也可以尝试在排尿时随意停止四五次，这样也能锻炼骨盆底部的肌肉，同时还能锻炼会阴。掌握了如何锻炼之后，孕妈妈可以在家每天练习三四次，每次收缩与放松 10 次左右，待熟练之后，可慢慢延长，增加到 50 次左右。

漏尿的现象会在生完宝宝之后消失。不过经常出现漏尿的现象还是挺尴尬的，孕妈妈要注意每次排尿要排干净，出门前、参加会议或活动前及自由活动期间应及时排尿。在包里备好护垫，解决漏尿的尴尬，但护垫一两个小时要更换一次，防止细菌滋生。此外，咳嗽或打喷嚏时，张开嘴巴，可减轻对横膈膜的压迫，减少漏尿的发生。

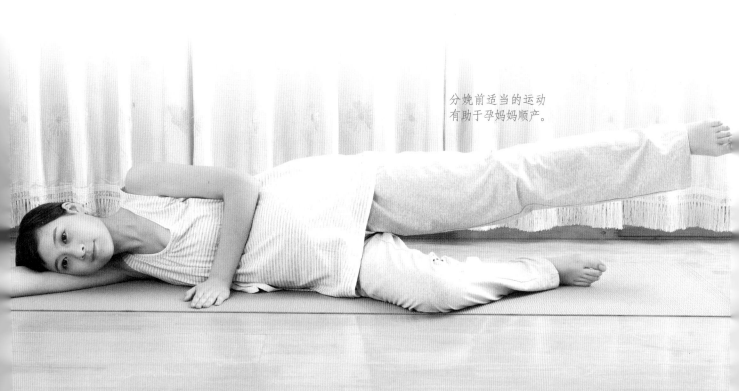

分娩前适当的运动
有助于孕妈妈顺产。

准爸爸私人订制小厨房

这个月，孕妈妈的胃口会变得较差，这是由于胎宝宝快速发育，子宫不断增大压迫胃肠造成的。准爸爸要多想办法调动孕妈妈的胃口，在最后的关键时刻让母子俩获得丰富的营养。

胎宝宝所需重点营养素

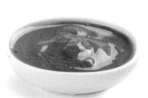

将芝麻酱稀释拌菜或拌面，不仅补钙，同时也增味不少。

钙　加速牙齿和骨骼钙化

供给量：怀孕全过程皆需补钙，但孕晚期钙的需求量显著增加，一方面孕妈妈自身钙的储备增加有利于预防妊娠高血压综合征的发生；另一方面胎宝宝的牙齿、骨骼钙化加速，而且胎宝宝自身也要储存一部分钙以供出生之后使用，所以孕晚期对钙的补充尤为重要。此时孕妈妈每天只要摄入 1 500 毫克的钙即可满足所需，是否需要补充钙剂要听医生的建议，不可自行补充。

食物来源：含钙丰富的食物种类不少，其中以牛奶及奶制品为最佳。饮用鲜牛奶 250 毫升可获得约 300 毫克钙，而且吸收利用率也好。此外，各种海产品，如虾米、虾皮、海带、紫菜等，以及木耳、黄豆及豆制品、芝麻酱等含钙量也较高。

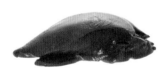

铜　防止胎膜早破

供给量：铜在胶原纤维和弹性蛋白的成熟过程中起重要作用，而胶原纤维中的胶原和弹性蛋白又为胎膜提供了特别的弹性与可塑性。如果孕妈妈体内铜元素水平低，则易导致胎膜变薄，弹性和韧性降低，从而发生胎膜早破。从孕 7 月到宝宝出生，孕妈妈对铜的需求量约增加 4 倍。

食物来源：人体内的铜往往以食物摄入为主。含铜量高的食物有动物肝脏、豆类、海产类特别是贝壳类以及蔬菜、水果等。

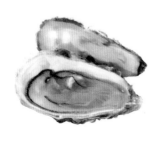

锌　胎宝宝顺利出生的有力保证

供给量：锌可以在分娩时促进子宫收缩，使子宫产生强大的收缩力，将胎宝宝推出子宫。孕妈妈最好在本月就开始适当摄入含锌食物。孕妈妈每天摄入锌的量为 11.5 毫克，到了孕晚期可增加到 16.5 毫克，从日常的海产品和肉类中可以得到补充。

食物来源：补锌的最佳途径是食补，孕妈妈平时应适当地多吃富含锌的食物，瘦肉、猪肝、蛋黄、鱼肉、牡蛎、花生、芝麻、黄豆、核桃、粗面粉等都是人体摄取锌的可靠来源。

本月饮食宜忌

宜吃健康零食调节情绪

美国耶鲁大学的心理学家发现，吃零食能够缓解紧张情绪，消减内心冲突。在吃零食时，零食会通过视觉、味觉以及手的触觉等，将一种美好松弛的感受传递到人脑中枢，有利于减轻内心的焦虑和紧张。临近分娩，孕妈妈难免会感到紧张甚至恐惧，可以试着通过吃坚果、饼干等零食来缓解压力。但是，孕妈妈也不可毫无顾忌地猛吃零食，因为这样会影响正餐的摄入，给胎宝宝的发育带来不利影响。孕妈妈可以将零食作为加餐或者在心情不好时适量吃一点。

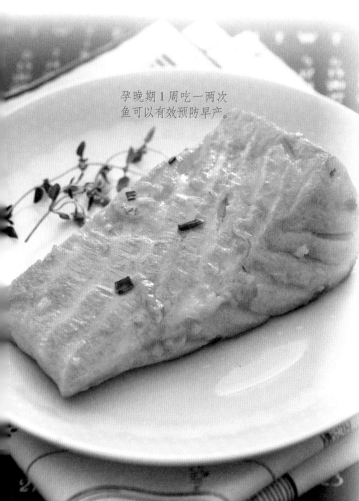

孕晚期1周吃一两次鱼可以有效预防早产。

宜吃最佳防早产食品——鱼

鱼被称为"最佳防早产食品"。研究发现，孕妈妈吃鱼越多怀孕足月的可能性越大，出生后宝宝也会较一般宝宝更健康、更精神。孕期孕妈妈每周吃1次鱼，早产的可能性仅为1.9%，而从不吃鱼的孕妈妈早产的可能性为7.1%。孕妈妈不要只吃一种鱼，各种鱼都吃一点，营养更均衡，还可以有效预防早产。

不宜在孕晚期天天喝浓汤

孕晚期不宜天天喝浓汤，尤其是脂肪含量很高的汤，如猪蹄汤、鸡汤等，因为过多的高脂食物不仅让孕妈妈身体发胖，也会导致胎宝宝过大，给顺利分娩造成困难。比较适宜的汤是富含蛋白质、维生素、钙、磷、铁、锌等营养素的高汤，如瘦肉汤、蔬菜汤、蛋花汤、鲜鱼汤等。而且要保证汤和肉一块吃，这样才能真正摄取到营养。准爸爸如果炖了过浓的汤只能自己喝了。

不宜在孕晚期大量饮水

整个孕期饮水都要适量。到了孕晚期，孕妈妈会特别口渴，这是很正常的孕晚期现象，要适度饮水，以口不渴为宜，不能大量喝水，否则会影响进食，增加肾脏的负担，还会对即将分娩的胎宝宝不利。此时，应该科学适量地摄入水分，避免水肿。

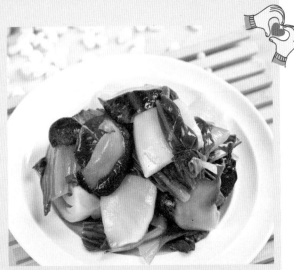

冬笋香菇扒油菜

原料：油菜2棵，冬笋1根，香菇4朵，葱末、盐各适量。

做法：①将油菜去掉老叶，清洗干净切段，香菇切片，冬笋切片，并放入沸水中焯烫，除去冬笋中的草酸。②炒锅置火上，倒入适量油烧热，放入葱末、冬笋片、香菇煸炒后，倒入少量清水，再放入油菜段、盐，用大火炒熟即可。

营养功效：这道菜清淡可口，且含有大量维生素和膳食纤维，对调节孕妈妈血糖和控制妊娠高血压综合征都很有帮助。

豆角焖面

原料：豆角200克，面条、猪瘦肉各100克，酱油、料酒、葱末、姜末、蒜末、香油各适量。

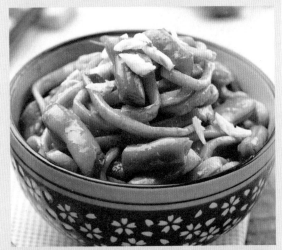

做法：①豆角洗净，切段；猪瘦肉洗净，切小片。②锅内放底油，待热后，炒葱末、姜末和肉片，肉片变色后将豆角段放入锅内翻炒。放入少量酱油、料酒，放少量水炖熟豆角。③把面条煮八成熟，均匀放在豆角表面，盖盖儿，调至小火焖十几分钟。待收汤后，搅拌均匀，放蒜末、香油即可。

营养功效：豆角的营养成分相当丰富，包括蛋白质、糖类、钙、磷、铁、叶酸及膳食纤维等，可为孕妈妈补充充分的营养素。

冬瓜鲜虾卷

原料：冬瓜半个，虾5只，火腿、胡萝卜各半根，香菇4朵，芹菜1棵，水淀粉、盐、白糖各适量。

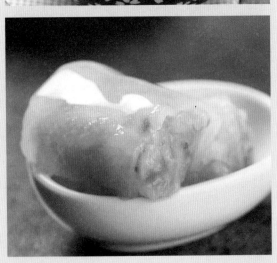

做法：①将冬瓜去皮、瓤，洗净，切薄片；虾洗净、去虾线，剁成蓉；火腿、香菇、芹菜、胡萝卜分别洗净切条备用。②将冬瓜片用开水烫软，将胡萝卜条、芹菜条、香菇条分别在沸水中烫熟。③将除冬瓜外的全部材料拌入盐、白糖，包入冬瓜片内卷成卷，刷上油，上笼蒸熟取出装盘，再用水淀粉勾薄芡淋在表面即可。

营养功效：此菜有利于胎宝宝指甲的生长及体内钙的储藏。

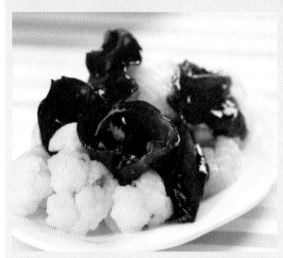

凉拌木耳菜花

原料：菜花半棵，木耳3朵，盐、醋、香油各适量。

做法：①菜花洗净，掰成小朵；木耳泡发，洗净。②菜花、木耳分别焯水，沥干。③将菜花、木耳搅拌在一起，加入盐和醋调味，淋上香油即可。

营养功效：菜花质地细嫩，味甘鲜美，是很好的血管清理剂，还富含维生素K，可防止孕晚期和分娩时的出血。

牛奶香蕉芝麻糊

原料：牛奶250毫升，香蕉1根，玉米面1/3碗，白糖、芝麻各适量。

做法：①将牛奶倒入锅中，开小火，加入玉米面和白糖，边煮边搅拌，煮至玉米面熟。②将香蕉剥皮，用勺子压碎，放入牛奶糊中，再撒上芝麻即可。

营养功效：牛奶、香蕉、芝麻能让孕妈妈精神放松；同时对胎宝宝皮肤的润滑和白皙有很好的促进作用，还能补充钙和铁。

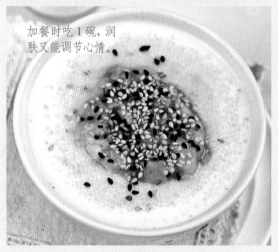

加餐时吃1碗，润肤又能调节心情。

油焖茄条

原料：茄子200克，胡萝卜100克，鸡蛋1个，淀粉、盐、酱油、醋、葱、姜、蒜、白糖各适量。

做法：①把茄子去蒂洗净去皮，切成条，放入鸡蛋和淀粉挂糊抓匀；葱、姜切丝，蒜切片，胡萝卜切丝；碗内放酱油、盐、白糖、醋等兑成汁待用。②锅内放油，烧六七成热，把茄条逐个下锅里，炸呈金黄色，倒出沥油。③锅内放底油，烧热后放葱丝、姜丝、蒜片、胡萝卜丝，再放炸好的茄条，倒入兑好的汁，颠翻几下，装盘即可。

营养功效：茄子中维生素P的含量很高，有助于防治妊娠高血压综合征。

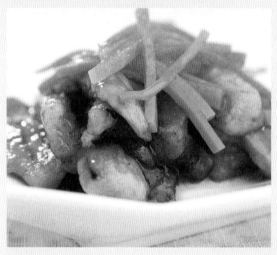

准爸爸胎教大课堂

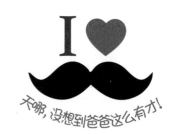

在这个时期，胎宝宝对声音感应的神经系统已经接近发育完成阶段。准爸爸多给宝宝做一些音乐胎教等各种有声音的胎教，或者多和胎宝宝说说话，这可以促进胎宝宝大脑发育，对调节孕妈妈的情绪也有很好的效果。

国学胎教：古诗中最温柔的母爱

母亲，给了我们旺盛的生命，抚育我们茁壮成长。今天，准爸爸带着胎宝宝来看看古人对母亲的思念和赞美，短短的诗句里吐露着真挚的感情，字里行间流露出浓浓的母子之情。

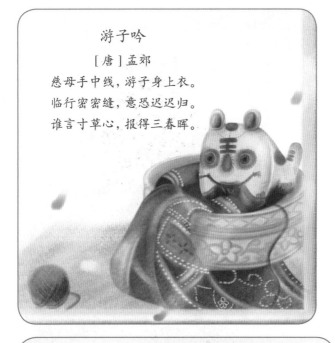

游子吟

[唐] 孟郊

慈母手中线，游子身上衣。
临行密密缝，意恐迟迟归。
谁言寸草心，报得三春晖。

墨萱图

[元] 王冕

灿灿萱草花，罗生北堂下。
南风吹其心，摇摇为谁吐？
慈母倚门情，游子行路苦。
甘旨日以疏，音问日以阻。
举头望云林，愧听慧鸟语。

晒旧衣

[清] 周寿昌

卅 (sà) 载绨袍 (típáo) 检尚存，
领襟 (jīn) 虽破却余温。
重缝不忍轻移拆，
上有慈母旧线痕。

岁暮到家

[清] 蒋士铨

爱子心无尽，归家喜及辰。
寒衣针线密，家信墨痕新。
见面怜清瘦，呼儿问苦辛。
低徊愧人子，不敢叹风尘。

音乐胎教:《牧童短笛》

《牧童短笛》是一首富有浓厚中国江南风格的钢琴小品，经过半个世纪的考验，它当之无愧地被公认为是"一部真正中国风格的钢琴曲"。

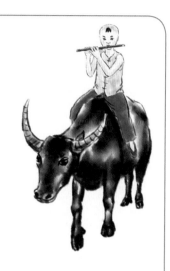

悠扬的音乐可以使孕妈妈心旷神怡，胎宝宝也会受到感染，随着音乐轻轻舞动。孕妈妈还可以在脑中勾勒出牧童在牛背上吹笛子的美丽画面，和胎宝宝一起欣赏，这将对胎宝宝的健康成长起到不可估量的作用。

语言胎教: 和爸爸学说绕口令

绕口令对胎宝宝的语言及思维发育具有极大的促进作用，所以准爸爸赶快给胎宝宝念个绕口令吧！如果孕妈妈也感兴趣，那就一家三口一起念吧，相信胎宝宝对这种节奏感强的东西一定会很感兴趣的。

妞妞和牛牛

牛牛要吃河边柳，
妞妞赶牛牛不走。
妞妞护柳扭牛头，
牛牛扭头瞅妞妞。
妞妞扭牛牛更拗，
牛牛要顶小妞妞，
妞妞捡起小石头，
吓得牛牛扭头走。

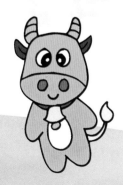

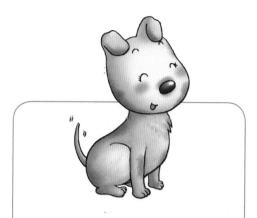

音乐胎教:《口哨与小狗》

《口哨与小狗》是美国作曲家普莱亚于 1905 年创作的一首通俗管弦乐小曲，乐曲描绘了小主人边吹口哨边与心爱的小狗在林荫道上漫步的情景。

整首曲调轻松、活泼，形象也逼真可爱。听乐曲的时候，准爸爸要告诉胎宝宝：这是小狗的叫声、这是在吹口哨。带胎宝宝感受乐曲中那些鲜明的形象吧。在音乐声中，加强与胎宝宝的互动，能让胎宝宝感受到艺术的美妙与神奇，准爸爸也可以随着音乐的节奏轻轻敲击腹部，胎宝宝可能会用胎动来回应你呢。

故事胎教:《雪孩子》

除了母体的保护外,胎宝宝对抗疾病的自身免疫系统开始发育了,小家伙获得了保护自己的能力。但是孕妈妈和准爸爸仍然不能掉以轻心,胎宝宝还是需要你们保护的。

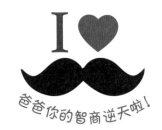

寒冬季节,兔妈妈要出门去,她怕小兔一个人在家孤单,便给他堆了个雪人,用两个龙眼核做眼睛,使漂亮的雪孩子神采奕奕。

兔妈妈走了,雪孩子动了起来。小兔和雪孩子一起滑雪,他们一会儿滑上山坡,一会儿又滑过树丛。后来,小兔玩累了,就回到小木屋睡觉。雪孩子在树林里和松鼠玩起来。雪越下越大,但小木屋里却温暖如春,原来屋里生着火炉。小兔睡着了,他翻了个身,被子滑下来被火烧着了。火势蔓延开来,小木屋窗户里冒出了浓烟。雪孩子看到小木屋着了火,立刻赶回来,冲进小木屋,将雪球扔向烈火,但火越烧越大。雪孩子再次冲入大火,与大火搏斗。雪孩子是雪做的,温度升高了之后会迅速融化,雪水一下子流满了他的全身。

这时,小兔醒了,叫着:"妈妈!"雪孩子看到小兔有危险,不顾一切地扑进大火,抱起小兔冲出来。可是雪孩子的身子已经越来越瘦小了,等他把小兔救出小木屋后,自己化成了一摊雪水。

兔妈妈回来了,看到小木屋被烧毁,急得到处寻找小兔。忽然小兔扑过来叫着:"妈妈!"兔妈妈喜出望外。可小兔看着地上一汪清水和两个龙眼核,伤心地哭了。兔妈妈明白了,她安慰小兔说:"雪孩子还和我们在一起。"果然,太阳出来之后,水化为蒸汽,幻化成雪孩子模样的云朵,徐徐升向高空。

英语胎教:《Apple Red》(红苹果)

西方有谚语说:"一天一苹果,医生远离我。"说明常吃苹果对身体大有好处。准爸爸让胎宝宝听听这首《Apple Red》(红苹果),再让孕妈妈吃一个苹果告诉胎宝宝它的形状、颜色、味道,让胎宝宝也爱上苹果,以后宝宝的小脸也会像苹果一样红扑扑的。

Apple Red	红苹果
Apple round, apple red.	苹果圆,苹果红。
Apple juice, apple sweet.	苹果汁,苹果甜。
Apple, apple, I love you.	苹果,苹果,我爱你,
Apple sweet I love to eat.	苹果甜我喜欢吃。
Apple round, apple red.	苹果圆,苹果红。
Apple juice, apple sweet.	苹果汁,苹果甜。
Apple, apple, I love you.	苹果,苹果,我爱你,
Apple sweet I love to eat.	苹果甜我喜欢吃。

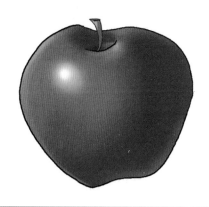

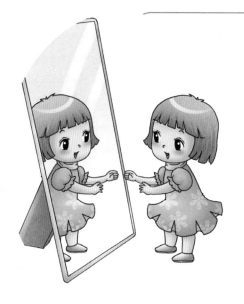

智力胎教:推理题

准爸爸一定很喜欢玩烧脑的游戏,福尔摩斯的侦探小说也读了很多遍吧? 展示你能力的机会到了,快来模仿一下侦探,做个推理吧,相信胎宝宝一定会觉得新奇而兴奋。

"啊,我的钻石项链不见了!"在一家五星级酒店,一位贵妇人气愤地告诉保安她的钻石首饰被人偷了,要酒店作出赔偿。警长接到报案后,立刻赶到现场,并询问详情。贵妇人说:"我刚洗完澡,一打开浴室门,就从浴室的镜子里看到一个男子从我的房间跑出去。"警长看看浴室的镜子,问:"您确定是在这面镜子看到的?"贵妇人肯定地点了点头。警长笑笑:"收起您的伪装吧,您只不过是为了拿到保险金才这样做的。"你知道警长的依据吗?

答案:浴室的镜子不能看到房间的情况。

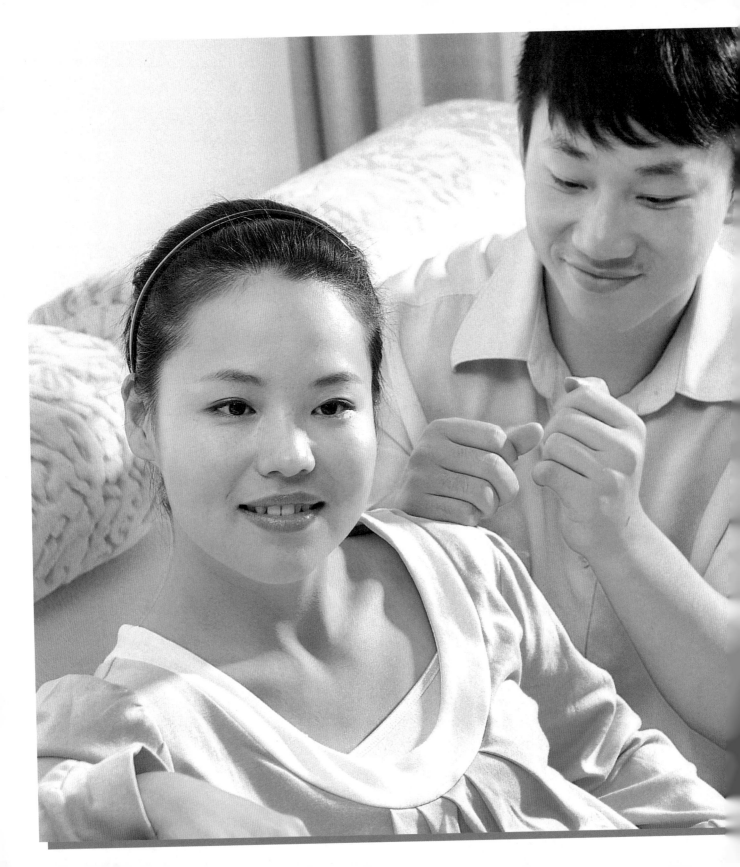

孕妈妈要做好临产的准备。这个月的胎宝宝随时都可能出生，比预产期提前一两周出生是很普遍的。在选择分娩方式上，如果各项检查指标正常，符合顺产的条件，就尽量选择顺产吧！准爸爸马上要见到自己的小天使了，你不要紧张，孕妈妈还需要你加油打气呢，胎宝宝也需要你的守护。

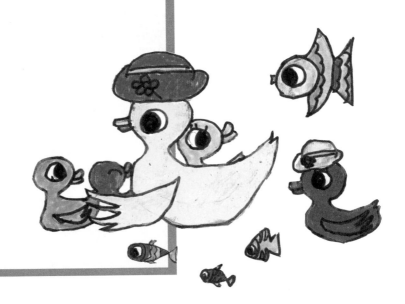

准爸爸本月需留意的数据

本月准爸爸就要迎来可爱的宝宝了，你马上就可以升级为新爸爸了，再站好准爸爸的最后一班岗吧，把孕妈妈和胎宝宝照顾得妥妥帖帖。

每周 **1** 次

本月产检为每周1次，医生会检查胎宝宝是否已经入盆，估计何时入盆，胎位是否正常且是否已经固定等。准爸爸一定要保证孕妈妈每周1次的产检。

12~16 个小时

初产妇从宫缩加剧到分娩结束需要12~16个小时，要保证充沛的体力才行。准爸爸要为孕妈妈准备丰富的营养餐，并让孕妈妈充分睡眠、休息，以积蓄体力。

2 周

若胎位不正，需要比预产期提早2周左右住院，并在医生的帮助下进行纠正，以自然分娩或剖宫产结束妊娠。

30 分钟

每天30分钟的分娩热身操或者助产运动，有利于帮助孕妈妈顺利分娩，减少分娩时间。

6~8 小时

剖宫产手术前6~8小时不要喝水，以免麻醉后呕吐，引起误吸。

用心感受
宝贝和妻子的变化

你的宝贝：随时都会来"报到"

孕妈妈和准爸爸要随时准备好和宝宝见面。预产期并不是宝宝出生的准确时间，只有四分之一的宝宝会如期地来到家人的怀抱，但是还有四分之一以上的宝宝会比预产期出生得晚，让妈妈爸爸等得心焦。

第37周　　　第38周　　　第39周　　　第40周

宝宝有话跟老爸说 老爸，我随时都有可能冲破子宫的障碍，跑出去和你玩，所以你一定要做好迎接我的准备，我需要清新、舒适、安静的环境，更需要你的呵护和关爱，我刚刚出生时可能没有你想象的那么可爱，但过不了多久我就会变漂亮了。

37 周，本周胎宝宝的肺和其他呼吸器官都已经发育成熟。现在的胎宝宝已经足月，他的重量、大小相当于1个小冬瓜。胎宝宝的免疫系统继续发育，出生之后的初乳和母乳喂养可以继续给他提供免疫力，直至出生后6个月。

冬瓜

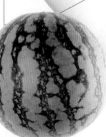

38 周，胎宝宝已经看起来像个新生儿了，各个器官进一步发育成熟，胎盘已经老化。他看起来像1个西瓜。一种黑色物质聚集在胎宝宝的肠道内，出生后将在宝宝第一次大便中排出，这就是胎便。

西瓜

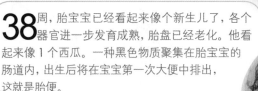

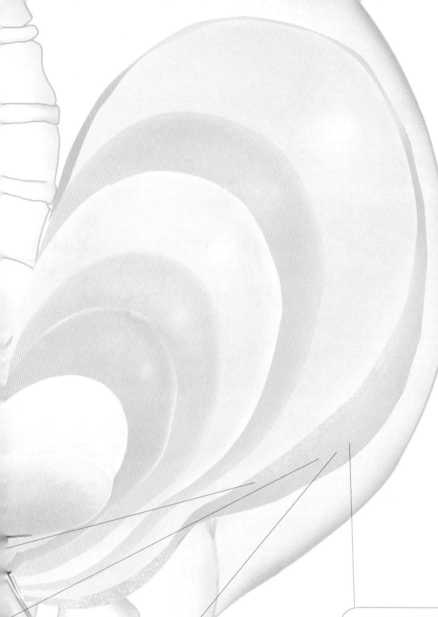

你的妻子：痛并幸福着

　　孕妈妈的体重已经达到高峰，现在做什么事都感到很费力。带着如此大的肚子睡觉会让她睡不安稳，而且腹部皮肤因为拉得太紧有些瘙痒，腿也很麻木。但是，别担心，马上就要结束这段历程了。

▶ 乳房：乳房已做好了哺乳的一切准备，孕妈妈在体内催乳素的作用下，分娩后第 3 天就分泌乳汁了。

▶ 子宫：子宫容积能达到 5 升左右，高度约 32 厘米，宽约 24 厘米。孕妈妈的腰部出现钝痛，出现临产的各种征兆。

▶ 腹部：腹部压力减弱，呼吸也比上个月容易了，孕妈妈浑身变得轻松起来。

39 周，胎宝宝身上的大部分胎毛逐渐褪去，只有两肩及上下肢部位，仍覆盖着少量胎毛。他皮肤表面的大部分胎脂已经褪去，可能只在皮肤褶皱处存有少量胎脂。现在胎宝宝的重量相当于 2 个柚子。很多胎宝宝会在这周出生。

2 个柚子

40 周，由于受母体孕激素的影响，出生时不管是男孩还是女孩，都会有乳腺和生殖器官的发育。出生以后，这些发育就会消失。胎宝宝已经具备了很多种反射能力，可以完全适应子宫外的生活了。这周胎宝宝有 1 颗榴莲那么大。

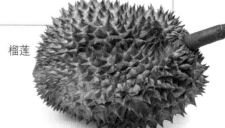

榴莲

陪孕妈妈做产检

本月，胎宝宝随时可能出生，每周1次的产检仍要继续进行，除此之外，孕妈妈随时可能分娩，因此准爸爸一定要陪孕妈妈做最后几次的产检，让孕妈妈安心。

本月产检项目

▶ 羊膜镜检查：判断胎宝宝安危的检查，主要用于高危妊娠以及出现胎儿窘迫征象或胎盘功能减退的检测。

▶ 胎心监护：推测宫内胎宝宝有无缺氧。

▶ 胎位检查：确定孕妈妈自然分娩还是手术助产。

▶ 胎宝宝成熟度检查：一般临床采用测量子宫底高度和腹围，按公式计算胎宝宝体重，根据羊水来推测胎龄。

▶ 手摸宫缩：宫缩的频率和强度是指导医生进行相应处理的依据。

▶ B超检查：本次B超将为确定分娩的方式提供可靠的依据。

▶ 测量宫高、腹围：本月测量宫高和腹围可判断胎宝宝是否成熟。

注：以上产检项目可作为孕妈妈产检参考，具体产检项目以医院及医生提供的建议为准。

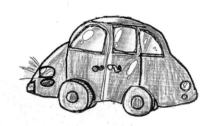

产检前你需要做的准备

产检前和准爸爸在陪孕妈妈产检时应该干点啥呢？赶快来看一看吧！提前做好准备，胎宝宝才能更顺利降生。

1 全程陪同产检

本月，胎宝宝随时可能出生，孕妈妈产检时，准爸爸一定要全程陪同，不要让孕妈妈单独外出。产检时，尽量不要让孕妈妈做太多事情，或者太劳累，许多事情都可以由准爸爸代劳。

2 和医生商量分娩方式

本月的最后一次B超检查，能够全面了解胎宝宝的情况，并为确定分娩方式提供依据。准爸爸在陪检时，可仔细听取医生的建议，共同商量以何种方式分娩。如果顺产，可询问医院是否有无痛分娩。

3 入院相关事项理清楚

有关入院、住院的相关事项，准爸爸也要帮孕妈妈问好了，需要带的证件，需要办理的流程，紧急情况时怎么做，都要问清楚，提前做好准备，避免遇到突发状况而慌乱。

听专家说产检报告单

临近分娩，孕妈妈别紧张，配合医生做好检查，根据自身和胎宝宝的状况选择最恰当的方式迎接宝宝的到来。准爸爸要仔细听专家分析孕妈妈的产检报告单，了解胎宝宝在孕妈妈腹中的情况。

看懂羊膜镜检查单

羊膜镜检查是判断胎宝宝安危的检查，主要用于高危妊娠以及出现胎儿窘迫征象或胎盘功能减退的检测。羊膜镜检查的正常标准应为羊水清亮，无色透明，可透见胎先露及胎发在羊水中呈束状微动并可见白色光亮的胎脂片。孕妈妈在看检查单时，最需要关注的就是结果一栏，如果结果中显示，羊水清亮，没有异常情况，即为正常。

羊膜镜主要用于孕晚期或分娩期可能存在胎儿窘迫，需要了解是否存在羊水过少和羊水浑浊者。分娩早期，疑有胎儿窘迫存在，应做羊膜镜检查，可避免不必要的手术干预。

留心血常规检查中的血小板计数

血小板减少时，毛细血管容易破裂，皮肤黏膜有出血点。孕晚期容易出现血小板减少，这对胎宝宝没有什么特别的影响，但是如果血小板减少，在分娩过程中孕妈妈阴道撕裂或剖宫产时血液不易凝固会发生意外，因此，临产前孕妈妈一定要做一次血常规检查，看看血小板是不是正常。血小板正常计数应在（100~300）×10^9/升，如果数值小于 50×10^9/升，为了孕妈妈的安危，在分娩时可输血小板治疗。

看懂最后一次 B 超报告单

胎位：胎先露部分与母体骨盆的位置关系，正常胎位多为枕前位。胎位不正包括臀位、横位、枕后位、颜面位等。

脐带情况：脐带漂浮在羊水中为正常，若在胎宝宝颈部看到脐带影像，则可能为脐带绕颈。脐带 S/D 的比值（胎宝宝脐动脉收缩压与舒张压的比值）在足月时应小于 3。

胎盘成熟度：最后一个月，胎盘成熟度应为 Ⅲ级，表示完全成熟，胎盘厚度在 2.5~5.0 厘米为正常。

羊水情况：羊水无浑浊，羊水深度在 3~7 厘米，羊水指数在 8~18 厘米。

胎宝宝大小：主要判断依据是胎宝宝双顶径、头围、腹围、股骨长，以上数据都与孕周相符即为正常。依据以上数据，医生还可估算胎宝宝体重。

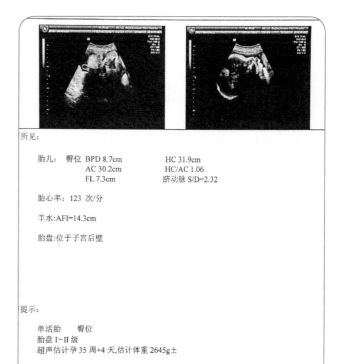

所见：

胎儿：　臀位　BPD 8.7cm　　　　HC 31.9cm
　　　　　　　AC 30.2cm　　　　HC/AC 1.06
　　　　　　　FL 7.3cm　　　　　脐动脉 S/D=2.32

胎心率：123 次/分

羊水：AFI=14.3cm

胎盘：位于子宫后壁

提示：

单活胎　　臀位
胎盘 I~II 级
超声估计孕 35 周+4 天,估计体重 2645g±

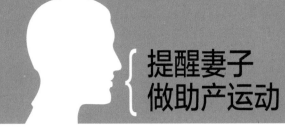

提醒妻子做助产运动

为了更安全顺利地迎接小宝宝，准爸爸最好叮嘱孕妈妈在预产期前 2 周，开始练习分娩前的准备运动，这对顺产大有裨益。

分娩前的准备运动

方法一：浅呼吸。孕妈妈仰卧，嘴微微张开，进行吸气和呼气，呼气与吸气之间要间隔相等的轻而浅的呼吸。这个方法可以解除腹部的紧张感。

方法二：短促呼吸。孕妈妈仰卧，双手握在一起，集中体力连续做几次短促呼吸，这个动作是要集中腹部的力量使胎宝宝的头慢慢娩出。

方法三：肌肉松弛法。肘关节和膝关节用力弯曲，接着伸直并放松。该动作是利用肌肉紧张感的差异进行放松肌肉的练习。这个方法如果每天练习 30 分钟，会收到很好的效果。但是运动因人而异，如果孕妈妈觉得不适，请立即停止运动。

直立扩胸运动促使胎宝宝入盆

如果到了预产期还没有动静，孕妈妈要加强运动。直立扩胸运动能促使胎宝宝入盆，同时还能锻炼盆底肌肉，增加产力。不过，一定要让准爸爸陪在身边，以免有意外发生。

练习方法：两脚站立，与肩同宽，身体直立，两臂沿身侧提至胸前平举，挺胸，双臂后展，坚持 30 秒。做这一动作时注意扩胸时呼气，收臂时吸气。

散步是最好的放松运动

在分娩之前，最好的运动方式就是在准爸爸的陪同下多散步。在散步的同时，孕妈妈稍稍调整一下自己的步伐，还可以达到减压的效果。

首先要以放松短小的步伐向前走，一定要以一个感觉舒适的步调进行，手臂自然放在身体两侧。同时，散步时还可训练分娩时的呼吸方法：用鼻子深吸气，然后用口呼气。

陪妻子做分娩热身操

分娩前夕，孕妈妈锻炼更有必要，不仅可以增加体内含氧量，还能缓解孕晚期的不适症状，更锻炼了分娩时相关部位的关节和肌肉，为分娩做好更充分的准备。当然，孕妈妈是否能锻炼，还需要咨询医生，以免发生意外。准爸爸也要时刻提醒孕妈妈注意安全。

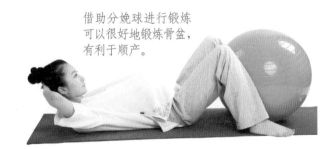

借助分娩球进行锻炼可以很好地锻炼骨盆，有利于顺产。

促进顺产的运动

下面简单的运动，可以帮助孕妈妈顺利分娩。准爸爸可以督促孕妈妈经常做一做，不要让她偷懒。

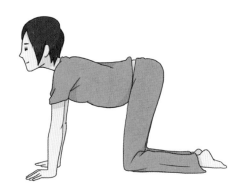

▶ 靠墙站

背部靠墙站立，两脚分开，与肩同宽，靠着墙慢慢上下滑动身体，有助于打开骨盆。

▶ 跪式

跪在床上或垫子上，用双臂支撑，背部和臀部尽量保持在一条直线上，上下轻轻摇摆骨盆，可加强腰部肌肉力量。

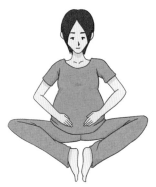

▶ 盘腿坐

盘腿坐，两脚脚掌相对，双手轻按腹部或膝盖，可拉伸大腿与骨盆肌肉。

扭骨盆运动

孕妈妈在分娩前经常进行适宜的扭动骨盆运动，可以减轻耻骨分离引起的疼痛。具体方法如下：

1.仰卧在床上，两腿与床成45°角，双膝并拢。

2.双膝并拢带动大小腿向左右摆动。摆动时两膝好像是一个椭圆形，要缓慢有节奏地动。双肩和双脚板要紧贴床面。

3.腿伸直，右腿保持原状，右腿的膝盖慢慢向左倾倒。

4.右腿膝盖从左侧恢复原位后，再向右侧倾倒。此方法两腿交换进行。

宝宝登场，爸爸妈妈别紧张

翘首以盼的小王子或小公主终于要和爸爸妈妈见面了，他坚强地度过了在妈妈腹中的 10 个月。想到"二人世界"马上就要变成"三人行"，准爸爸和孕妈妈可能还有丝丝紧张，但是当他到来后你会发现一切都是那么的顺其自然，你们只要乐在其中就好。

选择最适合的分娩方式

临近分娩，准爸爸和孕妈妈一定会讨论采用哪种分娩方式，提前了解不同分娩方式的特点和优点，有助于夫妻两人一起做决定。

自然分娩

自然分娩不管是对宝宝还是孕妈妈，都是最适合、最好的一种分娩方式。对孕妈妈来说，恢复快，生完当天就可以下床走动了，一般 3~5 天就可以出院，而且分娩完就可以母乳喂养。对宝宝来说，经过产道的挤压，肺功能得到很好的锻炼，皮肤神经末梢经刺激得到按摩，其神经系统、感觉系统发育较好，整个身体协调功能的发展也会比较好。

自然分娩作为人类繁衍最自然的方式，具有很多优势，但并不是所有的孕妈妈都适合顺产。最常见的就是产妇患有严重疾病、胎位有问题、胎宝宝宫内缺氧、脐带多层绕颈等，此时就要考虑剖宫产了。

要去医院的信号

感觉肚子痛，孕妈妈第一反应就是要生了，可医生检查后发现不是真的要生了。到底什么时候该去医院，孕妈妈一定要了解临产前的 3 个信号。

1 见红

临产前因子宫内口胎膜与宫壁分离，会产生少量出血，这种出血与子宫黏液栓混合，由阴道排出，称为见红。见红是分娩即将开始时比较可靠的征兆。

2 规律宫缩

在临近预产期时，孕妈妈有如下感觉：腹部开始规律地发紧，并且这种感觉慢慢转为很有规律的下坠痛、腰部酸痛，每次持续 30 秒，间隔 10 分钟。之后疼痛时间逐渐延长，间隔时间缩短。当规律性的疼痛达到每六七分钟 1 次，两三个小时后孕妈妈就应该去医院了，因为这意味着将要临产了。

3 破水

阴道流出羊水，俗称破水。因为子宫强有力的收缩，子宫腔内的压力逐渐增加，宫口开大，胎宝宝头部下降，引起胎膜破裂，阴道流出羊水。这时离宝宝降生已经不远了，要马上去医院待产。羊水正常的颜色是淡黄色，如果是血样、浊绿色，必须告诉医生。

剖宫产

剖宫产也称为剖腹产，是指宝宝经腹壁和子宫的切口分娩出来。但若不是必须进行剖宫产，还是应该选择自然分娩。

一般如果计划剖宫产，需要提前预约日期，并且提前一天入院。在手术前会有一些规定或程序需要孕妈妈执行，准爸爸最好也记下这些事项，方便提醒孕妈妈。

▶ 术前 8~12 小时禁止孕妈妈吃任何东西，在手术前一晚只能吃清淡的食物。

▶ 需要抽血化验和尿液检查，然后护士为孕妈妈备皮以方便手术进行。

▶ 让孕妈妈的家属签署手术和麻醉的同意书。

▶ 由护士给孕妈妈插入导尿管，以排空膀胱。

▶ 送进手术室。有的医院不允许家属进入手术室，有的医院可能同意。

无痛分娩

无痛分娩确切地说是分娩镇痛，分为非药物性镇痛（即精神性无痛分娩）和药物性镇痛两大类。硬膜外阻滞感觉神经这种镇痛方法是目前采用最广泛的一种无痛分娩方式。

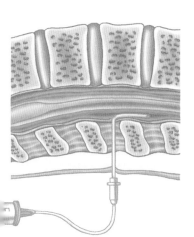

硬膜外无痛分娩，是在产妇腰部的硬膜外腔注入一些镇痛药和小剂量的麻醉药，并持续少量地释放，只阻断较粗的感觉神经，不阻断运动神经，从而影响感觉神经对痛觉的传递，最大程度地减轻疼痛。使用过程中，产妇可根据情况自行按钮给药，基本感觉不到疼痛，是镇痛效果最好的一种方法。

导乐分娩

导乐分娩是自然分娩的一种方式，只不过在分娩过程中雇请一名有过分娩经历、有丰富产科知识的专业人员陪伴分娩全程，并及时提供心理、生理上的专业知识，这些专业人员被称为"导乐"。

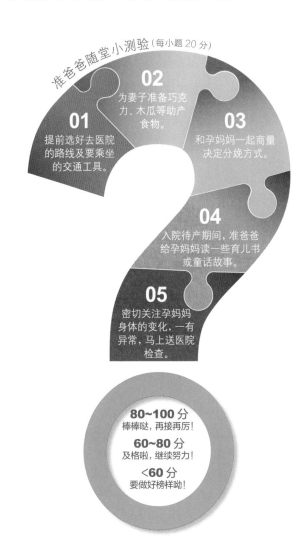

准爸爸随堂小测验（每小题 20 分）

01 提前选好去医院的路线及要乘坐的交通工具。

02 为妻子准备巧克力、木瓜等助产食物。

03 和孕妈妈一起商量决定分娩方式。

04 入院待产期间，准爸爸给孕妈妈读一些育儿书或童话故事。

05 密切关注孕妈妈身体的变化，一有异常，马上送医院检查。

80~100 分 棒棒哒，再接再厉！

60~80 分 及格啦，继续努力！

<60 分 要做好榜样呦！

陪产准爸爸必做的 N 件事

许多准爸爸不愿在宝宝的成长过程中缺席，从宝宝在妈妈的肚子里孕育开始，他们就希望有参与的机会，对于宝宝的诞生，更是不愿意袖手旁观。那么，陪产准爸爸应该怎样分担妻子分娩的重任呢？他们究竟可以做些什么呢？

按摩妻子的手

按摩妻子的手，哪怕只是单侧的按摩，也能对产妇的情绪起到很好的安抚作用。

补充水分和能量

在分娩过程中，妻子大汗淋漓，消耗了很大体力，准爸爸可让妻子吃点巧克力以补充能量，也可用棉花棒蘸上凉开水，擦拭妻子双唇，以补充水分。

辅导妻子用力

准爸爸要适时提醒妻子收缩下巴，将嘴巴紧闭，依靠腰背部下坠和脚跟踩踏的力量将胎宝宝娩出。准爸爸可轻拍妻子的手臂和肩膀，让她尽量在阵痛间隙放松，然后伴随下次宫缩，手握产床旁边的把杆，将力量集中到下半身。

准爸爸陪产必备

准爸爸可通过以下方式，适时鼓励妻子，帮助妻子顺利生下宝宝。

1 帮妻子缓解阵痛

妻子分娩的时候最需要准爸爸的鼓励和支持，准爸爸提前学习一些帮助妻子缓解阵痛的方法很有必要。可以让妻子下床走走，或者双手叉腰，缓慢地、大幅度地转动腰部，也可以让妻子双膝跪地，然后准爸爸跪地拥抱她。

2 做个按摩高手

在整个分娩过程中，要通过对妻子不同身体部位的按摩，达到缓解疼痛的效果，比如背部按摩、腰部按摩，还有腹部两侧按摩。

3 制造轻松气氛

为鼓励妻子挺住，在阵痛间隙，可以和她一起畅想即将诞生的宝宝的模样，将来怎样培养他，调侃宝宝会像彼此的缺点，会如何调皮，如何可爱等，要竭尽全力制造轻松气氛。

4 待产期间做好服务

在阵痛尚未达到高峰时，准爸爸可以准备三餐，让妻子有足够的体力面对分娩。

随时鼓励妻子

准爸爸的站位应以不妨碍医护人员行动为条件，一般站在妻子头部的左侧方比较好。整个分娩期间，准爸爸要随时鼓励妻子，夸赞她表现出色，表现出对她能顺产的信心，要一再表白对她的感情和感激之情。以下例子就是在分娩过程中你可以向妻子说的支持的话。你也可以自己想一些话，在分娩的过程中说给她听。

我看到宝宝的头了，还差一点点。

你做得很棒！咱们马上就要成功了。

握着我的手，再用力一次。

只需要几秒钟，再坚持一下。

我爱你。

你是我的骄傲。

子宫正在收缩，保持注意力集中。

到达顶峰了，再坚持一下，就快要结束了。

越来越强烈了，但是你控制得很好。

宫缩已经在消退了，就快要结束了啊。

就这样，你做得非常棒。

子宫颈已经伸展并且打开了。

保持缓慢的、放松的、舒缓的呼吸。

我知道这非常难，但你做得太好了。

引导妻子正确呼吸

如果准爸爸准备一直陪伴在产床旁边，面对分娩只需要掌握一种技能——引导妻子控制呼吸。因为这个时候产妇因为阵痛早已把之前学过的呼吸法之类的全忘记了，准爸爸要提醒她，在第一产程运用呼吸法镇痛，可以陪孕妈妈一起做，在第二产程指点孕妈妈大口吸气后憋气，往下用力，吐气后再憋气，用力，直到宫缩结束；而当胎头娩出2/3或产妇有强烈的便意感时，要哈气，即嘴巴张开，全身放松，像喘息般急促呼吸，准爸爸可以给妻子数着哈气"1、2、3、4、5"，切记不要用力过猛，避免会阴裂伤。

顺转剖时准爸爸这样安慰妻子

如果遇到特殊情况，孕妈妈需要顺转剖，准爸爸千万不要表现出不满，因为大家都知道顺产可以提高宝宝的免疫力，如果可以的话，没有哪个孕妈妈想要剖宫产。当医生宣布需要顺转剖的时候，相信孕妈妈一定会对自己感到失望。这个时候，准爸爸一定要开导孕妈妈，告诉她，她是最棒的，是客观条件不允许顺产。除此之外，准爸爸要强调剖宫产的好处，这需要你提前了解相关知识。

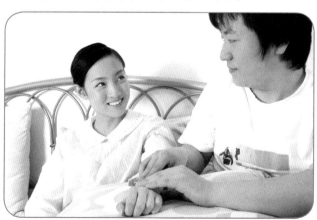

准爸爸的陪伴能让
孕妈妈感到踏实。

准爸爸私人订制小厨房

准爸爸这个月要选用对孕妈妈分娩有利的食物和烹饪方法。产前孕妈妈的饮食要保证温、热、淡,对于养、助胎气和分娩时的促产都有调养效果。

胎宝宝所需重点营养素

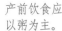

产前饮食应以粥为主。

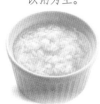

碳水化合物 为分娩储备能量

供给量:分娩是体力活,因此饮食中碳水化合物的食物少不了。虽然蛋白质也能提供热量,但是肉类中蛋白质所提供的热量远远不能达到分娩时的需求。只有碳水化合物才能提供最直接的热量。建议每天摄入量为 500 克左右,孕妈妈三餐中都要吃米饭、面条等主食,再加 1 碗粥品。

食物来源:孕妈妈可以多吃一些粥、面条等易消化的食物,还要注意粗细粮搭配,防止便秘。

铁 仍要继续补充

供给量:本月除胎宝宝自身需要储存一定量的铁之外,还要考虑到孕妈妈在分娩过程中会失血,易造成产后贫血,所以,孕妈妈仍要关注铁的补充。

食物来源:这个时候补铁可以先从食补入手,增加动物性食物的摄入,如动物血、动物肝脏,其次要适当摄入藕粉、紫菜、黑芝麻等,同时,为促进铁的吸收,需要增加维生素 C 的摄入,多吃水果,如苹果、橙子、猕猴桃、樱桃等。如果仍缺乏,要在医生指导下服用补铁制剂。

维生素 K 有利于智力发育

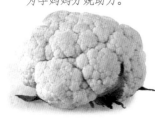

菜花含有维生素 K,可为孕妈妈分娩助力。

供给量:维生素 K 有"止血功臣"的美称,经肠道吸收,在肝脏能分娩出凝血酶原及一些凝血因子。因此,产前一个月,孕妈妈应多吃含维生素 K 的食物,必要时可在医生指导下每天口服维生素 K 制剂,以预防产后新生儿因维生素 K 缺乏引起颅内、消化道出血等症状。此外,孕妈妈若孕晚期缺乏维生素 K,还会导致胎宝宝存活率降低,或者宝宝出生后患先天性失明、智力发育迟缓等疾病。建议孕妈妈每天摄入 14 毫克维生素 K,每天至少食用 3 种蔬菜即可摄取足够的维生素 K。

食物来源:富含维生素 K 的食物有蛋黄、奶酪、海藻、莲藕、菠菜、白菜、菜花、莴笋、豌豆、豆油等。

本月饮食宜忌

产前宜吃巧克力和木瓜

孕妈妈在产前吃巧克力，可以缓解紧张情绪。另外巧克力可以为孕妈妈提供足够的热量。整个分娩过程一般要经历 12~18 个小时，这么长的时间需要消耗很大的能量，而巧克力被誉为"助产大力士"，因此，在分娩开始和进行中，准爸爸应准备一些优质巧克力，为孕妈妈随时补充能量。

木瓜有健脾消食的作用。木瓜中含有一种酵素，能分解蛋白质，有利于人体对营养的吸收；木瓜里的酶可帮助分解肉食，减轻胃肠的负担。木瓜酶催奶的效果显著，可以预防产后少奶，对于孕妈妈的乳房再发育很有好处。

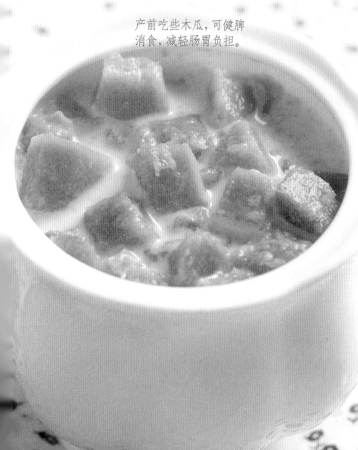

产前吃些木瓜，可健脾消食，减轻肠胃负担。

待产期间宜适当进食

分娩过程一般要经历 12~18 个小时，体力消耗大，所以待产期间必须注意饮食。这个时候的饮食不仅要富有营养，还要做到易消化、口味清淡，准爸爸可以准备些奶类、面条、馄饨、鸡汤等。

这就需要家人提前准备好原料，按时做给孕妈妈吃，并且尽量做得色香味俱全，帮助她提高食欲。在这期间孕妈妈要经历阵痛，体力消耗是巨大的。有好胃口才能进食，才能将食物转化成能量，孕妈妈生宝宝的时候才有力气。

宜坚持少食多餐原则

进入怀孕的最后一个月了，孕妈妈最好坚持少食多餐的饮食原则。因为此时胃肠很容易受到压迫，从而引起便秘或腹泻，导致营养吸收不良或者营养流失，所以，一定要增加进餐的次数，每次少吃一些，而且应吃一些口味清淡、容易消化的食物。越是接近临产，就越要多吃些含铁质的蔬菜，如菠菜、紫菜、芹菜、海带、木耳等。要特别注意进食有补益作用的菜肴，这能为临产积聚能量。

剖宫产前不要吃东西

如果是有计划实施剖宫产，手术前要做一系列检查，以确定孕妈妈和胎宝宝的健康状况。手术前一天，晚餐要清淡，午夜 12 点以后不要吃东西，以保证肠道清洁，减少术中感染。手术前 6~8 小时不要喝水，以免麻醉后呕吐，引起误吸。手术前注意保持身体健康，避免患上呼吸道感染等发热的疾病。

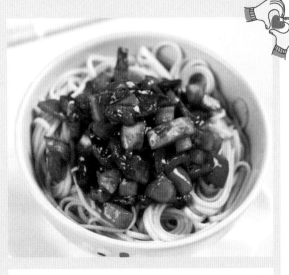

爱心营养餐

牛肉卤面

原料： 面条100克，牛肉50克，胡萝卜半根，红椒1/4个，竹笋1根，酱油、水淀粉、盐、香油各适量。

做法： ①将牛肉、胡萝卜、红椒、竹笋洗净，切丁。②面条煮熟，过水后盛入汤碗中。③锅中放油烧热，放牛肉丁煸炒，再放胡萝卜丁、红椒丁、竹笋丁翻炒，加入酱油、盐、水淀粉，炒匀后浇在面条上，最后再淋几滴香油即可。

营养功效： 这道面食适合孕妈妈在产前食用，补充体力。

薏米炖鸡

原料： 瘦鸡1只，香菇3朵，薏米、娃娃菜、盐各适量。

做法： ①薏米洗干净；娃娃菜洗净；香菇清洗干净，切块。②鸡收拾好，斩块，洗净，放入沸水中煮片刻，取出冲洗干净。③把鸡放入炖锅内，加入适量开水，炖约1.5个小时；放入香菇、薏米，再炖1个小时；放入娃娃菜和盐，稍炖即可。

营养功效： 薏米能消除关节和肌肉疼痛，鸡肉有利于胎宝宝出生前神经系统的发育，适合分娩前吃。

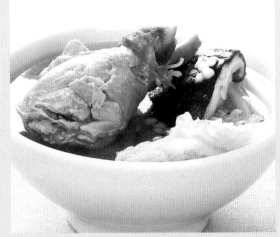

洋葱彩椒三文鱼粒

原料： 三文鱼1块，洋葱1个，红椒、黄椒、青椒各半个，酱油、料酒、盐、香油各适量。

做法： ①三文鱼洗净，切成1厘米的方丁，调入酱油和料酒拌匀，腌制10分钟；洋葱、红椒、黄椒和青椒分别洗净，切成丁。②锅中倒油，七成热时，放入腌制好的三文鱼丁煸炒均匀，之后加入洋葱丁、红椒丁、黄椒丁、青椒丁和盐、香油，翻炒熟即可。

营养功效： 三文鱼中含有丰富的不饱和脂肪酸，能进一步增强即将出生的胎宝宝的智力和视力水平。

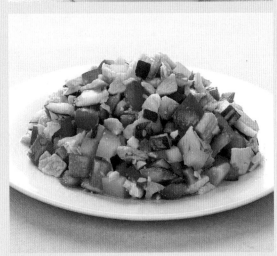

木瓜牛奶果汁

原料： 木瓜、香蕉、橙子各100克，鲜牛奶适量。

做法： ①木瓜去子挖出果肉；香蕉剥皮；橙子削去外皮，剔除子，备用。②把准备好的水果放进榨汁机内，加入鲜牛奶、白开水，搅拌打匀即可。

营养功效： 木瓜本身富含维生素，而且还含有特殊的木瓜酵素，对肉类有很强的软化作用，所以这款果汁适宜在孕妈妈食用了肉类之后饮用。

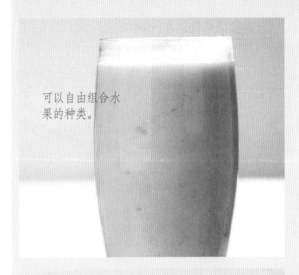

可以自由组合水果的种类。

紫苋菜粥

原料： 紫苋菜1棵，大米50克，香油、盐各适量。

做法： ①紫苋菜洗净后切末；大米淘洗干净。②锅内加适量清水，放入大米，煮至粥将成时，加入香油、紫苋菜末、盐，煮熟即可。

营养功效： 此粥具有清热止痢、顺胎产的作用。特别适合孕妈妈临盆时进食，能利窍、滑胎、易产，为孕妈妈临产前的保健食品。

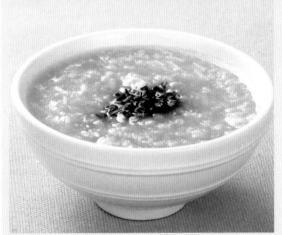

小米面茶

原料： 小米面100克，白芝麻1把，芝麻酱、香油、盐、姜粉各适量。

做法： ①将芝麻去杂，用水冲洗净，沥干水分，入锅炒焦黄色，擀碎，加入盐拌在一起。②锅内加适量清水、姜粉，烧开后将小米面和成稀糊倒入锅内，略加搅拌，开锅后盛入碗内。③将芝麻酱和香油调匀，用小勺淋入碗内，再撒入白芝麻碎、盐即可。

营养功效： 此面茶能补中益气，增加营养，助顺产。

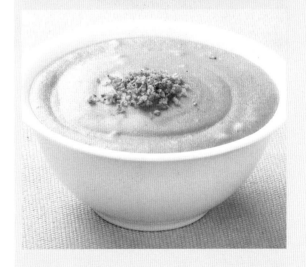

准爸爸胎教大课堂

爸爸，我超爱你的！

剩下的日子准爸爸都是掰着手指头过的吧，其实，现在不光准爸爸兴奋，胎宝宝也充满了好奇与喜悦，但胎宝宝这个时候却动得比以前少了，显得格外安静，这可不是他不开心，更不是生病了，他正在蓄势待发呢。

故事胎教：《小青虫变蝴蝶》

这个月月末就是胎宝宝的预产期，意味着出生前所有的生长发育已经完成。胎宝宝这个"小青虫"马上要"破茧成蝶"啦，准爸爸快来帮帮忙，和孕妈妈一起把他唤醒吧，告诉他春天来了。

冬爷爷刚走，春姑娘就来了。春姑娘张着翅膀飞呀飞呀，忽然看见树枝上挂着一个黄色的小包包，哦！原来这个小包包是小青虫变的。春姑娘想：嗯，小青虫快要醒了。我呀，要把这个世界变个样儿，让小青虫醒来的时候，觉得很惊奇。于是，春姑娘轻轻地对小草说："小草，我要把世界变得更美丽，你帮帮忙吧！"小草听了春姑娘的话，立刻从土里伸出头来。呀，大地好像铺上了绿色的地毯，好看极了！春姑娘又对树和花说："树啊，花儿啊！我要把世界变得更美丽，让小青虫醒来一看，觉得非常惊奇。你们帮帮忙吧！"树和花儿点了点头，树上马上长满了绿色的嫩叶，各种各样的花儿也都开了。

春姑娘飞到小青虫那儿，想要唤醒她，可是小青虫不见啦！不过花丛中多了一只漂亮的蝴蝶。小草、花儿和树看见这只蝴蝶，惊叹地说："啊！多漂亮的一位小姑娘！她是谁呀？"春姑娘笑了："你们不认识她吗？她就是挂在树上的那个黄色小包包里的小青虫变的，她的名字叫'蝴蝶'啊！"

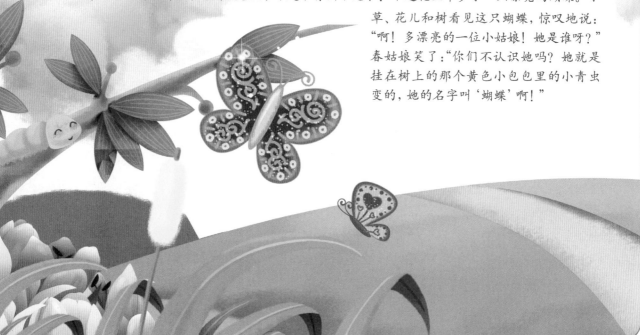

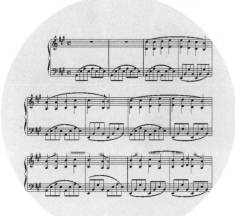

音乐胎教:《欢乐颂》

　　《欢乐颂》是贝多芬全部音乐创作生涯的最高峰,这首乐曲所表达的并不是缠绵的情意,而是歌颂仁爱、欢乐、自由的伟大理想。"欢乐女神圣洁美丽,灿烂光芒照大地,我们心中充满热情,来到你的圣殿里。你的力量能使人们消除一切分歧。"孕妈妈听这首曲子,除了可以产生欢乐之情外,还可以增添分娩的信心和勇气。准爸爸可以经常哼唱这首曲子给胎宝宝听,让胎宝宝对即将看到的美好世界充满渴望。

故事胎教:《东郭先生和狼》

　　一次,晋国大夫赵简子率领众随从到中山去打猎,他射中了一只狼。那狼落荒而逃,途中遇见了东郭先生。狼哀求东郭先生救他一命。东郭先生见狼可怜,就让他躲进了背书的口袋里。

　　当赵简子他们远去之后,狼在口袋里说:"多谢先生救了我。请放我出来,受我一拜吧!"东郭先生就把狼给放了出来。可是狼一出口袋,就说:"刚才多亏你救我,现在我饿得要命,你为什么不让我吃了你,救我到底呢?"说着他就向东郭先生扑去。

　　东郭先生慌忙躲闪,他对狼说:"不如这样,如果有人说你应该吃我,我就让你吃。"狼高兴地答应了。就在这时,来了一位拄着拐杖的老人。

　　老人听了事情的经过后,用拐杖敲着狼说:"你为什么要背叛对你有恩德的人呢?"狼狡辩地说:"他用绳子捆绑我的腿脚,用书压住我的身体,我为什么不吃掉这种人呢?"

　　老人说:"俗话说'眼见为实'。如果你让他再把你往口袋里装一次,我就可以依据他谋害你的事实为你作证,这样你岂不有了吃他的充分理由?"

　　狼高兴地听从了老人的劝说,钻进口袋里,但是他没有想到,东郭先生再也不放他出来了。

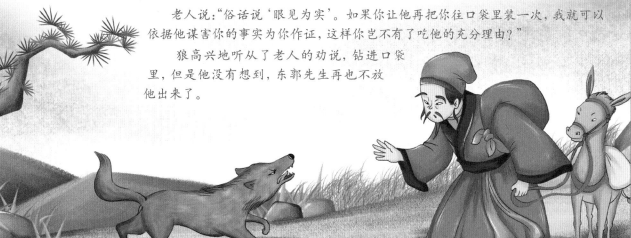

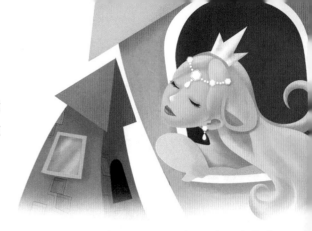

故事胎教：《金丝雀王子》

你的小王子或小公主就快要降临到人间了，激动的准爸爸一定有很多很多话要说，就把这千言万语化作实际行动，用故事表达你的满腔爱意吧！

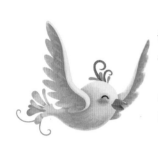

一位公主长得非常美丽，可是她的母亲在她很小的时候就去世了。国王新娶的王后总是说她的坏话。国王不得不顺从新王后之意，把公主关进了森林中的一座城堡里。公主整天站在窗前，伤心地度过一天又一天。

有一天，她看见一位王子从城堡下面经过。王子一抬头也发现了这位美丽的公主，就冲着她微微一笑。王子和公主含情脉脉地对视了一个小时。这时，一个女巫从一棵树后探出身来，大声笑道："哈哈，哈哈！"

"你是谁？为什么笑我们？"王子问道。

"我从没见过像你们两个这样，隔得这么远又这么痴情的恋人。"女巫说。

"你知道我怎么才能上去见她吗？老婆婆。"王子问。

女巫说："看你挺可爱的，我就帮你一把。"说完，女巫就去敲城堡的门。她递给侍女一本老旧的书，说是送给公主的一份礼物，好让她打发时间。

侍女把书送给了公主，公主急忙打开来一看，上面写着："这是一本魔法书。如果你从前往后翻，你的心上人就会变成一只鸟；如果你从后往前翻，你的心上人就会由鸟变成人。"

公主立即跑到窗前，把书放在窗台上，迫不及待地翻起来，同时紧盯着站在城堡下面的王子。只见王子的双臂动了起来，最后他竟变成了一只金丝雀。金丝雀从地上飞起来，飞得比树梢还高，然后直奔窗口飞来，停在窗台的垫子上。

她拿起那本书，从后向前快速地翻着，只见金丝雀竖起黄色的羽毛，拍动着翅膀，又重新变回到王子的模样。两个人互相倾诉着爱慕之情，不知不觉中夜幕已经降临。公主又把王子变成金丝雀，送他离开了。有了这本魔法书后，两个年轻人每天都见面，他们从没感受过如此的幸福。

王子决定向公主求婚，于是，他带着礼物来到公主的父王面前。国王知道事情的真相后，感到万分内疚，答应了他们的婚事。婚礼在喜庆的气氛中举行，所有人都感到欢乐、满足，只有可恶的新王后独自生气。

音乐胎教:《种太阳》

童心是世界上最美好的东西,单纯、善良,总能给人最纯净的感动。这颗爸爸妈妈都曾有过的童心,胎宝宝也将会拥有。

种太阳

我有一个美丽的愿望,
长大以后能播种太阳。
播种一个,一个就够了,
会结出许多的许多的太阳。
一个送给,送给南极,
一个送给,送给北冰洋,
一个挂在,挂在冬天,
一个挂在晚上,挂在晚上。
啦啦啦,种太阳,
啦啦啦,种太阳,
啦啦啦啦啦啦啦啦,种太阳。
到那个时候,世界每一个角落,
都会变得,都会变得温暖又明亮。

英语胎教:《Happy Birthday》（生日快乐）

宝宝,你听到爸爸妈妈给你唱响的生日歌了吗? 我们希望你以最嘹亮的啼哭来到我们的身边,妈妈会以最美的笑容迎接你的到来! 期待在不久的将来跟宝宝一起过生日:吹蜡烛,唱生日歌……

Happy Birthday

Happy birthday to you.
Happy birthday to you.
Happy birthday to you.
Happy birthday to you.
lalalalala lalalalala lalalalala

知识胎教:"家"的从古至今

家,看似只是一幢房子,但又是你的避风港,更是你的心灵驿站。忙碌了一天的爸爸妈妈匆匆赶路,此刻,他们的心中有一个共同的目的地——家。小生命的到来,一定让你对"家"有了更深层次的理解。今天,让准爸爸讲解一下"家"字从古至今的演变历程吧。

最初,我们的祖先是在树上"架木为巢"的,后来,他们转到地上盖木房子为屋,并开始驯养野兽为家畜,猪就是人们较早饲养的家畜之一。为了防止外来动物的侵袭,那时房子的结构一般是上下两层,上面住人,下面做猪圈。因此,凡是有"猪圈"的地方,也就是有"人家"的标志。后来经过演变,"家"也就成了今天的模样。

附录

准爸爸学产后护理，变身超级奶爸

宝宝的诞生给家庭带来了无限的欢乐，但也意味着新爸爸的又一段艰辛旅程正式拉开帷幕。在护理宝宝的时候，新爸爸可能会遇到各种各样的问题，但新爸爸不用担心，学会照顾宝宝的方法，你就会变身超级奶爸。

给宝宝穿衣的正确方法

给宝宝穿衣服，这可难坏了不少新手父母，因为宝宝全身软软的，四肢呈强硬的屈曲状，宝宝也不会配合穿衣，新手爸妈笨手笨脚的，还会引起宝宝哭闹，往往弄得手忙脚乱。其实只要方法得当，给宝宝穿衣还真不是一件复杂的事。

穿上衣

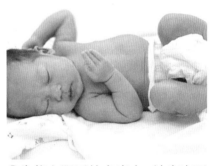 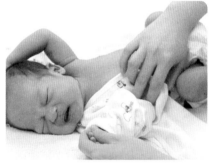 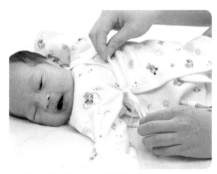

❶先将衣服平放在床上，让宝宝平躺在衣服上。

❷将宝宝的一只胳膊轻抬，先向上再向外侧伸入袖子中。另一只胳膊采用同样的方法。

❸将衣服扣子系好就可以了。给宝宝穿上衣时，动作一定要轻柔、快速，以免宝宝着凉。

穿连体衣

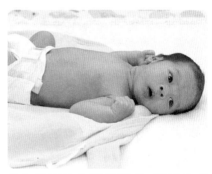 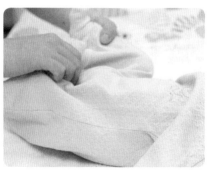 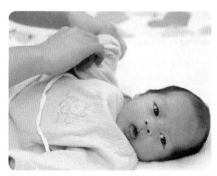

❶先将连体衣解开扣子，平铺在床上，让宝宝躺在上面。

❷将宝宝的2条小腿分别放入裤腿中。

❸再按穿上衣的方法将胳膊穿入袖子中，系上扣子。

给宝宝洗澡

对新手父母来说，给新生儿洗澡是个大问题，在宝宝出生后住院期间，爸爸一定要跟着护士把这门技术学到家。

准备工作

1. 确认宝宝不会饿或暂时不会大小便，且吃过奶 1 小时以后才开始洗澡。

2. 如果是冬天，开足暖气，如果是夏天，关上空调或电扇，室温在 26~28℃为宜。

3. 准备好洗澡盆、洗脸毛巾两三条、浴巾、婴儿洗发液和要更换的衣服等。

4. 清洗一下澡盆，然后倒凉水，再倒热水，用你的肘弯内侧试温度，感觉不冷不热最好。如果用水温计，为 37~38℃最好。

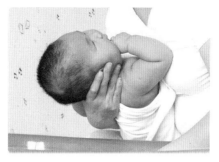

❷宝宝仰卧，用右肘部托住宝宝的小屁股，右手托住宝宝的头，拇指和中指分别按住宝宝的两只耳朵使其贴到脸上，以防进水。

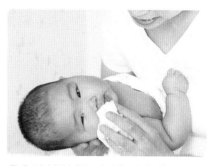

❸先清洗脸部。用小毛巾蘸水，轻拭宝宝的脸颊，眼部由内而外，再由眉心向两侧轻擦前额。

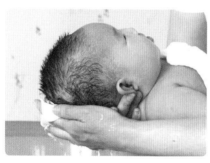

❹接下来清洗头。先用水将宝宝的头发弄湿，然后倒少量的婴儿洗发液在手心，搓出泡沫后，轻柔地在头上揉洗。

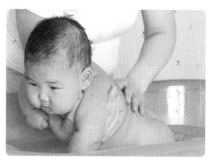

❺洗净头后，再分别洗颈下、腋下、前胸、后背、双臂和手。由于这些部位十分娇嫩，清洗时注意动作要轻。

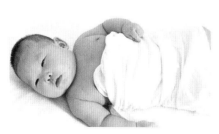

❶给宝宝脱去衣服，用浴巾把宝宝包裹起来。

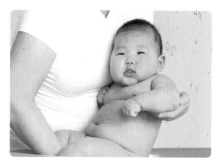

❻将宝宝倒过来，头顶贴在妈妈左胸前，用左手托住宝宝的上半身，右手用浸水的毛巾先洗会阴腹股沟及臀部，最后洗腿和脚。

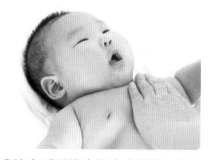

❼洗完后用浴巾把水分擦干，身上涂上润肤油，然后给宝宝做抚触按摩。

图书在版编目（CIP）数据

准爸爸大课堂：一起怀孕吧 / 王琪主编 .-- 南京：江苏凤凰科学技术出版社，2017.1
（汉竹·亲亲乐读系列）
ISBN978－7－5537－7393－3

Ⅰ.① 准 … Ⅱ.① 王 … Ⅲ.① 妊娠期－妇幼保健－基本知识
Ⅳ.① R715.3

中国版本图书馆 CIP 数据核字 (2016) 第 259138 号

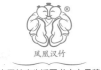

中国健康生活图书实力品牌

准爸爸大课堂 一起怀孕吧

主　　　编	王　琪	
编　　著	汉竹	
责 任 编 辑	刘玉锋　张晓凤	
特 邀 编 辑	魏　娟　张　瑜　张欢	
责 任 校 对	郝慧华	
责 任 监 制	曹叶平　方　晨	

出 版 发 行	凤凰出版传媒股份有限公司
	江苏凤凰科学技术出版社
出版社地址	南京市湖南路 1 号 A 楼，邮编：210009
出版社网址	http://www.pspress.cn
经　　销	凤凰出版传媒股份有限公司
印　　刷	北京博海升彩色印刷有限公司

开　　本	715 mm × 868 mm1/12
印　　张	18
字　　数	160 000
版　　次	2017 年 1 月第 1 版
印　　次	2017 年 1 月第 1 次印刷

标 准 书 号	ISBN978－7－5537－7393－3
定　　价	39.80 元

图书如有印装质量问题，可向我社出版科调换。